CONSIDÉRATIONS

MÉDICO-CHIMIQUES

SUR

L'ACÉTATE DE MORPHINE.

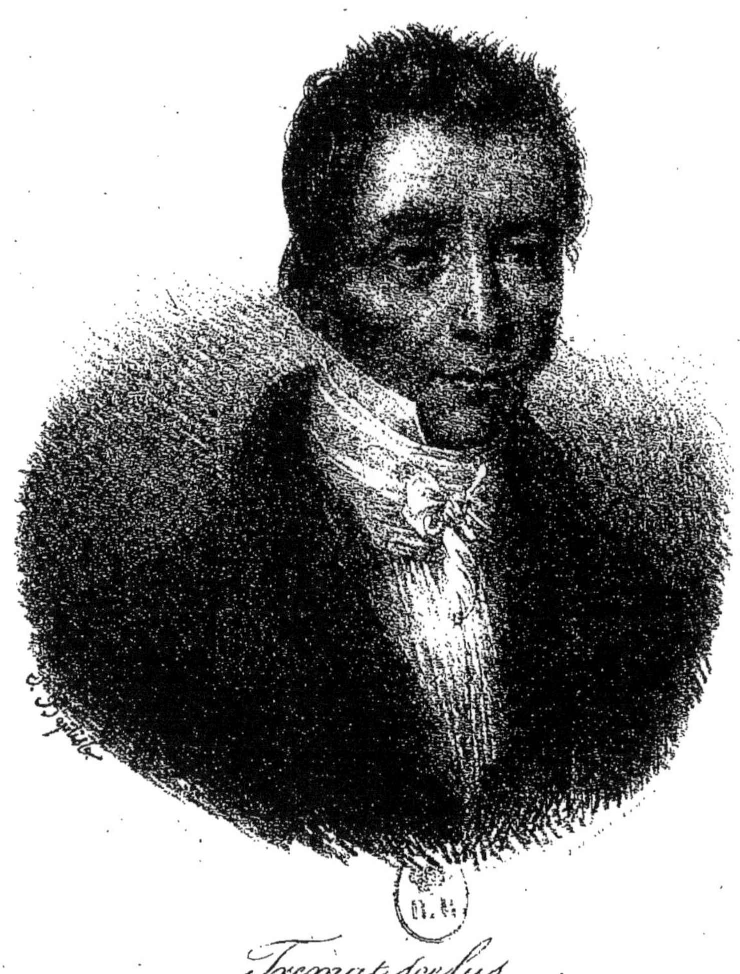

Tremat scelus
Lætentur ægroti.

CONSIDÉRATIONS

MÉDICO-CHIMIQUES

SUR

L'ACÉTATE DE MORPHINE,

PAR LE DOCTEUR VASSAL,

Secrétaire particulier de la Société Médicale d'émulation, et Secrétaire général de la Société médico-pratique;

SUIVIES

D'ANALYSES CHIMIQUES, ET D'UN PROCÉDÉ POUR DÉMONTRER LA PRÉSENCE DE LA MORPHINE APRÈS LA MORT,

PAR DUBLANC JEUNE,

Pharmacien, Membre des mêmes Sociétés médicales et de celle de Pharmacie;

(COMMUNIQUÉES A L'ACADÉMIE ROYALE DE MÉDECINE.)

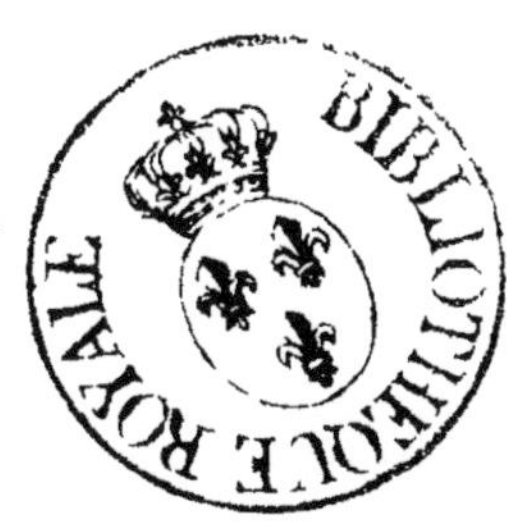

PRIX : 3 FR.

PARIS,

CHEZ L'AUTEUR, RUE SAINT-MARTIN, N° 98.

1824.

INTRODUCTION.

Quoique depuis plusieurs années *Sertuerner* d'Eimbeck eût découvert la morphine; quoique *Ridolphi* eût signalé les acides comme l'antidote de cet alcali de l'opium, et quoiqu'enfin quelques chimistes français eussent déjà tenté plusieurs expériences sur les animaux avec l'acétate de morphine, peu de praticiens prescrivaient néanmoins ce nouveau médicament, parce que d'une part ses effets sur l'homme malade étaient encore presqu'entièrement inconnus, et parce que de l'autre les résultats publiés signalaient ce sel comme un poison tellement actif, qu'on n'osait l'administrer qu'à un douzième ou un dixième de grain. La trop célèbre cause portée devant les assises du département de la Seine, pendant l'année 1823, augmenta encore la réputation vénéneuse de cet agent thérapeutique, et dès-lors la seule dénomination d'acétate de morphine répandit l'effroi dans toutes les classes de la société. Le peu de lumière que le rapport juridique fournit sur cet empoisonnement présumé, et la divergence des opinions émises par les gens de l'art qui furent requis, réclamaient de nouvelles expériences tant sur l'homme que sur les animaux : mais un travail de cet importance, exigeant du tems, des soins et des dépenses, est toujours long et difficile à exécuter, surtout lorsqu'il doit avoir pour base des observations cliniques. L'Académie royale de Médecine en sentit tellement la nécessité, qu'elle désigna dans son sein une commission spécialement chargée de s'en occuper. Tout porte à croire que la difficulté de rencontrer dans la pratique des affections morbides qui réclament l'emploi des sels de morphine, n'a pas encore permis aux membres de cette commission de présenter leur rapport ; plusieurs savans distingués, mus par le seul désir d'éclaircir un point encore si litigieux, ont entrepris dans ces derniers tems divers essais avec les préparations de morphine; mais tous, à l'exception de M. le docteur Bailly, les ont dirigés sur les animaux, et, quelqu'intéressans que soient leur travaux, leurs résultats ne pouvaient pas être entièrement appliqués à l'homme; il restait donc à préciser l'action plus ou moins constante de l'acétate de morphine sur les divers systèmes de l'économie animale, afin de s'assurer si les médecins pouvaient l'administrer avec sécurité, et à quelles doses, ou bien si son action constamment vénéneuse devait le faire proscrire de la matière médicale, enfin une lacune de la plus haute importance pour la tranquillité publique avait besoin d'être remplie; c'était de trouver un procédé chimique aussi simple que certain, au moyen duquel on pût déceler après la mort la présence de la morphine chez les individus ou chez les animaux qui auraient pris une certaine quantité de ce sel. J'ai entrepris cette tâche pénible et délicate, parce que d'une part j'ai été puissamment secondé par les travaux chimiques de mon gendre, et parce que de l'autre, j'ai été favorisé par des circonstances fâcheuses, à la vérité, puisque j'ai été assez malheureux pour rencontrer dans ma pratique particulière plusieurs maladies qui se trouvant essentiellement mortelles par leur nature, je ne pouvais leur opposer qu'une médication palliative; après les avoir infructueusement combattues par plusieurs préparations opiacées, j'eus recours à l'acétate de morphine, et les bons effets que j'en obtins m'enhardirent pour l'employer à des doses tellement élevées que je n'eusse pas osé les prescrire avant ces heureux résultats; et si le succès n'a pas toujours répondu à mon attente, j'ai du moins acquis la certitude qu'on peut donner ce médicament avec la même assurance que l'extrait aqueux d'opium, excepté que l'action stupéfiante de l'acétate de morphine est quatre fois plus énergique que celle de l'extrait aqueux d'opium; c'est assez faire pressentir avec quelle réserve il faut le prescrire ; car il est certaines constitutions qui ne peuvent le supporter quelque minime qu'en soit la dose ; à la vérité ces cas sont fort rares ; mais toutes les fois qu'une main exercée l'administrera convenablement, on n'en doit craindre aucun accident, et si par hasard il se manifeste quelque symptôme inquiétant, l'usage du café ou celui des acides végétaux presque purs, et la suspension momentanée du médicament le dissipent à l'instant ; mais les médecins observateurs qui l'emploieront avec précaution seront étonnés de ses effets ; c'est un moyen d'autant plus héroïque que là où toutes les autres préparations opiacées échouent, celui-ci triomphe avec une supériorité constante, du moins c'est ce que ma pratique m'a mis à même d'observer. On retirera les plus grands avantages de son emploi dans certaines névroses rebelles à beaucoup d'autres moyens thérapeutiques, ainsi que dans quelques inflammations chroniques de la poitrine et du bas ventre ; c'est le plus puissant auxiliaire que je connaisse dans la médication des anévrismes; mais c'est le médicament par excellence dans le traitement des affections cancéreuses ; tout ce que j'avance se trouve confirmé par les histoires que j'ai consignées dans mon mémoire ; et l'époque n'est peut-être pas très-éloignée où on pourra se convaincre que les affections morbides que je viens de signaler sont plus susceptibles d'être combattues avantageusement par le ralentissement de la circulation générale que par des émissions sanguines plus ou moins réitérées ; cet présomption est hypothétique, sans doute; mais en médecine il ne faut souvent qu'un signal lumineux pour parvenir à éclairer les points les plus obscurs, et d'ailleurs le tems et l'expérience pourront déterminer ce que ma proposition peut offrir de réel ou d'illusoire, surtout si on veut bien se pénétrer que nous sommes arrivés au moment où il faut renoncer à toute nouvelle expérience sur les animaux avec la morphine ou ses sels, pour diriger nos essais vers l'homme malade; ce doit être là l'unique but des recherches des médecins clinistes qui administreront l'acétate de morphine; les faits qu'ils publieront, contenant le tableau fidèle des phénomènes dont ils auront été les témoins, résoudront avantageusement, ou anéantiront complétement l'opinion hasardée que je mets en avant; sans que cette théorie puisse nuire au travail que je publie, et qui a pour objet de démontrer la supériorité de l'action sédative de la morphine sur toute autre préparation opiacée; de prouver son influence constante sur la circulation générale et sur le système nerveux; de constater que l'acétate de morphine, loin d'être un poison aussi actif qu'on le supposait, est un médicament d'autant plus précieux qu'on peut par son usage ralentir la marche destructive de certaines affections morbides presque toujours incurables; de fournir à la médecine légale dans quelques cas d'empoisonnemens des moyens infaillibles pour porter dans la conscience des jurés l'intime conviction que la mort a été déterminée par telle ou telle substance médicamenteuse ; enfin j'ai signalé les diverses maladies dans lesquelles ce nouveau médicament peut être employé avec avantage , ainsi que la préparation particulière que chacune de ces maladies réclame. Je regrette que les observations, les expériences et les analyses chimiques qui servent de bases aux diverses digressions auxquelles j'ai été obligé de me livrer , n'aient pu être grouppées dans un seul tableau; il a fallu les séparer pour les adapter à chacune des questions que je discute , parce que la théorie n'en est, pour ainsi dire, que les corollaires immédiats; telle est l'importance des divers objets que j'ai traités ; incertain s'ils offrent le but d'utilité que je désire , j'ai hésité long-tems avant de me déterminer à livrer mon travail à l'impression; pour dissiper une partie de mes doutes à cet égard , je pensais que je devais d'abord le soumettre à l'examen rigoureux de quelque savant connu; je choisis le Nestor des physiologistes français, M. le professeur *Chaussier*, qu'une vaste érudition et un profond savoir ont rendu si familier avec toutes les sciences : je le prie d'agréer le tribut de ma vive reconnaissance pour l'attention particulière avec laquelle il a si soigneusement scruté toutes les parties de mon mémoire, ainsi que pour l'obligeance avec laquelle il m'assura n'avoir trouvé aucun changement à faire ; ce fut alors seulement que je me présentai devant l'Académie royale de Médecine pour lui communiquer mon travail. Tout me fait présumer que l'espèce de monographie que je publie contient des données plus étendues et plus précises sur les effets et sur l'administration de l'acétate de morphine, que ce qui a été publié jusqu'à ce jour; j'ose même croire que mes observations pratiques pourront servir de guide à beaucoup de médecins qui ne prescrivaient l'acétate de morphine qu'avec des craintes mal fondées : quel que soit d'ailleurs le jugement que les praticiens puissent porter sur mon ouvrage, j'ai lieu d'espérer qu'ils me sauront gré du courage que j'ai eu de porter le flambeau de l'expérience dans une matière aussi obscure qu'épineuse, et qu'ils ne verront dans cet essai que le désir que j'éprouve d'être utile à un grand nombre de malades, en préconisant un moyen qui atténue toujours des douleurs atroces que rien ne pouvait modérer jusqu'alors; à la société, en la désabusant sur l'action constamment vénéneuse du sel de morphine, et aux tribunaux, en indiquant des moyens certains pour découvrir le crime.

CONSIDÉRATIONS

MÉDICO-CHIMIQUES

SUR L'ACÉTATE DE MORPHINE.

Oculos omnium in me conversos video (1).

JAMAIS substance médicamenteuse ne fixa plus l'attention des gens de l'art, que l'acétate de morphine : ce nouvel agent thérapeutique est devenu l'objet spécial des recherches de presque tous les physiologistes, des analyses sévères des chimistes les plus distingués, des observations scrupuleuses de plusieurs médecins clinistes, et des expériences nombreuses des vétérinaires les plus éclairés. Cette multiplicité de travaux ne doit être attribuée qu'aux notions incomplètes que nous possédions sur les phénomènes morbides que ce sel produit sur l'économie animale. Quelques savans

(1) C'est la Morphine qui parle.

avaient bien déjà signalé ses effets sur le système nerveux, mais leurs expériences sont plus curieuses qu'utiles, parce que la plupart d'entr'elles, ayant été faites sur des animaux, leur résultat ne pouvait offrir que des données générales et extrêmement incertaines; il appartenait donc à la savante Académie, qui m'honore un moment de son attention, de provoquer de nouveaux essais dirigés spécialement sur l'homme malade, afin qu'une série d'observations exactes puisse la mettre à même un jour de dresser un tableau graphique des affections morbides qui en réclament l'emploi; de signaler d'une manière positive l'action plus ou moins constante de ce médicament sur tel ou tel système, et de constater, par des résultats d'anatomie pathologique, quelles sont les lésions que la morphine peut déterminer sur nos organes? L'exécution d'un plan aussi utile, m'a paru exiger d'abord l'examen des propositions suivantes.

La morphine est-elle la partie la plus sédative de l'opium? Combinée avec un acide, doit-elle être considérée comme un poison actif? ingérée dans le conduit alimentaire de l'homme ou des animaux, peut-on la découvrir après leur mort? ou bien, semblable à la plupart des substances alimentaires, est-elle digérée? telles sont les questions importantes, dont la solution devient indispensable : pour atteindre le but que je viens d'indiquer, on sent par avance que les moyens d'investigations doivent être tellement variés et multipliés, qu'il est impossible qu'un seul expérimentateur puisse les embrasser tous; le concours de plusieurs hommes zélés et laborieux est donc indispensable. Pénétré de cette vérité incontestable, et M. Dublanc ayant bien voulu se charger des diverses analyses chimiques qu'exigait une pareille entreprise, je viens vous présenter le résultat de ses expériences, celui de ma pratique médicale, et vous soumettre les diverses considérations que m'ont suggérées les questions épineuses que j'ai à traiter; je ne me suis point dissimulé combien mon travail laissera à désirer, mais j'ai osé compter sur votre bienveillante indulgence.

PREMIÈRE OBSERVATION.

Madame Flov, d'une constitution délicate, âgée de trente-sept ans, atteinte depuis plusieurs années d'une névrose frontale, dont les accès prenaient un caractère intermittent très-régulier, éprouvait à chaque accès une violente douleur sus-orbitaire, qui se prolongeait sur chaque os de la pommette et sur les apophyses montantes de l'os maxillaire; une somnolence invincible s'emparait de la malade; toutes les extrémités étaient froides; le pouls était profond, petit et très-lent. A tous ces symptômes se joignaient de fréquens vomissemens, qui étaient accompagnés de violens efforts et d'une anxiété générale, qui anéantissaient la malade. Les matières vomies n'étaient que des mucosités, les boissons ingérées, rarement de la bile; les sangsues derrière les oreilles, les anti-spasmodiques unis aux opiacés, les pédiluves sinapisés, des exutoires, tantôt derrière les oreilles, tantôt à la nuque, tantôt enfin au sinciput, ont été les moyens mis tour-à-tour en usage, ainsi que le gaz acide carbonique; lorsque l'accès était dissipé, les préparations de quinquina unies à l'opium, administrées pendant plusieurs mois, éloignèrent considérablement les rechutes; les pilules de *Méglin* furent également prescrites sans succès. Au mois d'août dernier, un accès se manifesta avec plus d'intensité que les autres; les symptômes décrits offraient plus d'exaspération; les divers moyens déjà indiqués ayant été infructueusement employés, je prescrivis la potion suivante : Eau de laitue distilée ℥jj, sirop d'althea ℥j, acétate de morphine g̃j à prendre par cuillerée, d'heure en heure : dès la troisième cuillerée, les vomissemens cessèrent, les accidens diminuèrent, et deux potions suffirent pour ramener un calme parfait; deux accès subséquens s'étant développés à quinze jours d'intervalle, le même moyen produisit les mêmes résultats; nous ferons remarquer que le pouls s'est relevé pendant l'usage de l'acétate de morphine ; mais il y a eu constipation, diminution dans l'excrétion des urines, et les pupilles ont été plutôt contractées que dilatées. J'ai traité beaucoup d'autres névroses par l'acétate de morphine, et toutes ont cédé à l'action de cet excellent sédatif.

DEUXIÈME OBSERVATION.

Madame R***, âgée de quarante-cinq ans, d'une forte constitution, à la suite d'un accouchement laborieux, fut affectée, il y a seize ans, d'une métrite aiguë, qui se prolongea jusqu'au soixante-dixième jour; depuis cette époque, madame R*** éprouvait, à des distances plus ou moins éloignées, de violentes coliques, accompagnées d'un spasme de l'estomac, qui ne lui permettait l'usage d'aucune substance alimentaire.

Des bains de pied de moutarde, des sangsues sur la région épigastrique, des ventouses, des vésicatoires volans, des sinapismes, des boissons mucilagineuses et le sirop de diacode, calmèrent constamment la malade; les bains de vapeur et ceux de Barèges éloignèrent les accès. Un cautère fut établi à la cuisse ; mais, au mois de juin 1820, madame R*** fut attaquée d'une entérite aiguë, qui dégénéra en chronique; des bains, une diète sévère, de fréquentes applications de sangsues; des demi-lavemens amilacés, les gouttes de Rousseau, des cataplasmes émolliens, des boissons mucilagineuses et l'usage exclusif du lait, n'enrayèrent point la marche de la phlegmasie, dont le siége me parut être sur la membrane muqueuse du cœcum. La malade fut presque toujours constipée; chaque évacuation alvine était précédée et accompagnée de douleurs plus ou moins fortes, et d'une quantité considérable de mucus très-souvent sanguinolent. Une tumeur profonde que fesait découvrir une exploration attentive, et la douleur vive qu'éprouvait la malade chaque fois qu'on la palpait, me firent présumer une altération organique du cœcum. Au mois de novembre même année, M. le professeur Fouquet, ayant été appelé en consultation, confirma mon diagnostic; chaque fois que la malade voulut s'écarter du régime sévère que je lui avais prescrit, il y eut une sur-excitation, qu'il fallut réprimer par des saignées locales et par une diète absolue; les fréquentes rechutes rendirent les douleurs de la région iliaque droite si continues et si vives, que la malade ne pouvait marcher dans son appartement, qu'à l'aide d'un exhaussement d'un pouce au soulier droit; son indocilité et le défaut de régime perpétuèrent et aggravèrent la maladie à un tel point, qu'au mois de septembre 1822, elle faillit succomber à une sur-excitation qui se développa dans le siége primitif de l'affection ; mais l'estomac devint le centre d'une telle irritation, qu'il ne put supporter aucune boisson ; les vomissemens résistent aux sangsues, aux applications extérieures et aux ingestions de plusieurs préparations opiacées, ainsi qu'à la glace et aux révulsifs excitans. Ce fut dans cet état fâcheux que je prescrivis des pastilles d'acétate de morphine, à la dose d'un demi-grain par jour; dès le lendemain, les vomissemens diminuèrent et par conséquent l'irritation : huit jours de l'emploi de ce moyen suffirent pour que la malade pût supporter plusieurs potages par jour ; et dès ce moment, elle ne voulut plus faire usage de l'acétate de morphine, parce qu'il y avait constipation, et que l'excrétion des urines était lente et difficile. En février 1823, la malade fut contrainte de garder le lit; les douleurs de la région iliaque envahirent l'estomac et tout l'abdomen; madame R*** ne tarda pas à rendre par les évacuations alvines quelques gouttes de sang et trois à quatre onces d'un pus grisâtre et d'une fétidité insupportable, ce qui la calma beaucoup; au bout de huit à dix jours, les mêmes accidens se développèrent, et dès cet instant, elle put alonger l'extrémité inférieure droite, et marcher sans éprouver de douleurs : mais aussi des potages farineux et presque liquides furent les seuls alimens qu'elle pût supporter ; le dévoiement, qui contenait souvent du pus, se manifesta fréquemment, et l'amaigrissement général se fit bientôt remarquer. Au mois de mai, elle consulta à mon insu un médecin distingué de la capitale ; n'ayant aucun document par écrit ; cet illustre confrère ne vit qu'une débilité générale ; il permit l'exercice, des alimens nutritifs, du vin de Malaga ; il prescrivit la potion suivante : Eau de laitue distillée et de mélisse deux onces de chaque ; extrait sec de quinquina deux gros ; sirop d'écorce d'orange deux onces, à prendre par cuillerée. Le sixième jour de ce régime et de cette médication, l'irritation fut portée à son comble ; soif ardente, dévoiement, douleurs déchirantes dans les entrailles, chaleur âcre, vomissemens continuels, pouls précipité et profond ; traits de la face considérablement altérés.

Diète absolue, plusieurs applications de sangsues, bains et cataplasmes émolliens, lavemens amilacés et opiacés, boissons émollientes et adoucissantes, et diverses préparations d'opium, furent administrés. Ces moyens ne produisirent que quelques soulagemens ; rien ne put enrayer cette cruelle rechute ; la plupart des symptômes persistèrent jusqu'au 7 octobre ; le 8, mal-aise plus considérable ; le 9, des vomissemens affreux se manifestent de nouveau ; l'estomac et la région iliaque droite sont les deux centres d'irritation, on ne peut les toucher sans exaspérer la douleur. Aucun moyen n'ayant pu diminuer les vomissemens, je prescrivis le 12, la potion suivante: Eau distillée de laitue ℥jj, sirop d'althea une once, acétate de morphine un grain, à donner par cuillerée de deux en deux heures. Le lendemain les vomissemens sont moins fréquens, quelques boissons passent; le pouls, qui était précipité, se ralentit et se régularise, la malade goûte quelques heures de repos; dès le troisième jour, les douleurs abdominales sont assoupies, les vomissemens cessent; le bouillon de poulet est digéré; les nuits sont calmes.

La même potion est continuée; mais elle est divisée en trois doses égales, que l'on donne de huit en huit heures; dans la nuit du cinquième jour, sueur abondante qui soulage la malade, le pouls est très-régulier, les pupilles sont contractées, les urines sont médiocrement abondantes, il y a constipation; le 20 octobre, un commencement de somnolence se manifeste, et les pupilles sont toujours contractées; je ne donne plus qu'un demi-grain d'acétate de morphine par jour; les sueurs continuent, la sensibilité générale diminue; le 26, couchée en supination, narcotisme, suppression totale des urines et des évacuations alvines, pouls lent et profond, pupilles contractées, moiteur générale ; la malade boit peu, elle ne donne des signes de sensibilité que quand on panse le cautère ; le 28, délire, froid des extrémités supérieures et inférieures, du pus s'échappe par le fondement, pupilles contractées, suspension de l'acétate de morphine, vin de Malaga, eau de Seltz, bouillon froid, les forces diminuent de jour en jour, toutes les excrétions sont suspendues, et la malade succombe dans le marasme le plus complet le 5 novembre. L'autopsie m'a été refusée.

TROISIÈME OBSERVATION.

M. Sintives, âgé de 59 ans, d'un tempérament lymphatique, réclama mes soins le 1er juin 1823. Voici l'état dans lequel je le trouvai : teint pâle et blafard, œdème des extrémités inférieures, bouffissure de la figure, langue rouge à ses bords et à sa pointe, mais humectée, pouls précipité, concentré, et parfois irrégulier, battement du cœur profond et tumultueux ; la percussion rend des sons obscurs ; un pouce au-dessous du cartilage xiphoïde se trouvait une tumeur placée transversalement, ayant trois pouces d'étendue ; elle était rénitente et d'une excessive sensibilité (1) ; l'abdomen contenait du liquide, la respiration

(1) C'était un skirrhe du foie.

était gênée, le malade ne montait l'escalier qu'avec peine; il éprouvait pendant la nuit des suffocations qui le forçaient à quitter le lit; douze sangsues à la région épigastrique, cataplasmes émolliens, eau de gomme, potion diurétique avec eau de pariétaire et de chardon Rolland, deux onces de chaque; sirop des cinq racines, une once, ajoutez dans chaque cuillerée un tiers de grain de poudre de feuilles de digitale pourprée; des potages, du lait, des fruits cuits, formèrent le régime alimentaire. Ces divers moyens ne produisirent aucun soulagement; les diurétiques de toute espèce, tantôt seuls, tantôt associés aux opiacés, furent tentés; plusieurs applications de sangsues furent faites d'après l'état du pouls et la sensibilité plus ou moins grande de la tumeur épigastrique; la sécrétion des urines fut toujours à peu près la même, elles ne furent jamais rouges ni briquetées.

Au commencement de septembre les extrémités thorachiques et abdominales étaient infiltrées, le ventre contenait plusieurs pintes de liquide, le pouls était très-précipité et parfois intermittent; M. le professeur Broussais vit le malade le 8 du même mois; il pensa, comme moi, que le malade était atteint d'une affection organique, produite par une hépatite chronique qui avait été négligée et non traitée; il fut d'avis de continuer les mêmes moyens, et qu'il faudrait sous peu faire la ponction. Les symptômes furent en augmentant, les nuits devinrent plus orageuses, le malade ne pouvait plus rester dans le lit, il y avait anorexie ; le laudanum liquide, le sirop diacode, l'extrait thébaïque, les gouttes de Rousseau préparées par Seguin, furent tour-à-tour employés sans soulager le malade.

Le 1er octobre je bornai ma médication à des boissons émollientes et à la potion suivante :

Eau de laitue distillée ℥jj, sirop d'althea ℥j, acétate de morphine, un grain à prendre par cuillerée de quatre heures en quatre heures. Trois heures de sommeil pendant la nuit, le malade ne se lève qu'une fois; le 3, même potion avec un grain et demi d'acétate de morphine, nuit calme et sans agitation, excrétion d'urine un peu plus abondante, la tumeur est moins sensible au toucher, le pouls est régulier et développé, les battemens de cœur toujours profonds, mais moins tumultueux, la respiration est moins gênée, les pupilles sont contractées, constipation qui cède à l'emploi des lavemens émolliens.

Le 5, deux grains d'acétate de morphine pris en vingt-quatre heures, sommeil prolongé, sueur générale et abondante qui dure sept heures ; diminution très-notable de l'infiltration générale, l'abdomen s'affaisse, la quantité du liquide est moindre, la tumeur épigastrique a móins d'étendue, elle est peu sensible au toucher: les pupilles restent contractées ; l'excrétion des urines est la même, leur couleur est naturelle.

Les 6 et 7, même dose d'acétate de morphine, les avant-bras, les mains, les lombes et les cuisses ne sont plus infiltrés, l'abdomen ne contient guère plus de deux litres de liquide, le pouls a son rhithme ordinaire, les pupilles sont contractées, le malade mange plusieurs potages.

Le 8, sueur générale et abondante qui dure six heures. Le 11, sueur critique et aussi abondante que celle du 8; la tumeur épigastrique est réduite au tiers de son volume, elle a perdu sa sensibilité, la fluctuation de l'abdomen est à peine appréciable, l'œdème n'occupe plus que les pieds et les malléoles, les pupilles sont restées contractées jusqu'à la cessation de l'acétate de morphine; selle naturelle, pouls parfaitement régulier, le cœur est calme, mais ses battemens sont toujours profonds, ils ne sont bien appréciables que par l'ouïe.

Le 15, la diarrhée se manifeste, et je suspends l'emploi de l'acétate de morphine; il est remplacé par d'autres préparations opiacées; la diarrhée devient colliquative; aucun moyen ne peut la modérer.

Le 13 décembre, la diarrhée se complique

d'une congestion cérébrale, il y a somnolence, anorexie complète, délire; tous les symptômes augmentent, et le malade meurt le 31 du même mois.

QUATRIÈME OBSERVATION.

M. Guillaumé, ancien militaire, âgé de cinquante-quatre ans, d'un tempérament sanguin, atteint depuis quelques années d'une dyspnée fatigante qui l'empêchait souvent de vaquer à ses affaires, se confia au docteur Lantois, qui lui promit une prompte guérison par l'usage de son spécifique, qu'il lui vendit la modique somme de vingt francs; le malade fut docile, mais le médicament le maltraita si cruellement qu'il fut forcé de l'abandonner; il réclama mes soins le 9 octobre 1823; voici l'état fâcheux dans lequel je le trouvai: œdème général, froid glacial de toutes les extrémités, les mains et les pieds sont d'un bleu livide par la stase du sang dans les capillaires; le pouls est petit, profond, lent, avec des intermittences longues et réitérées; l'oreille, appliquée sur la région précordiale, perçoit des battemens profonds, tumultueux et irréguliers; la figure est bouffie, les lèvres sont injectées et violettes; la respiration est haute, courte, et tellement entrecoupée que le malade ne peut répondre aux questions que je lui adresse; une toux fréquente, avec expectoration de mucus, aggrave sa situation; urines rares, rouges et briquetées; la poitrine percutée ne donne partout que des sons obscurs; le malade, ne pouvant se coucher sans éprouver des suffocations imminentes, est contraint de rester assis dans son lit, soutenu par un matelas ployé et plusieurs oreillers; il ne peut goûter quelques instans de sommeil qu'en penchant le tronc en avant; je crus reconnaître un hydrothorax compliqué d'hydro-péricarde; je prescrivis une dissolution de gomme édulcorée avec du sirop de guimauve, et les pilules suivantes : Extrait de pissenlit un demi-gros, poudre de feuilles de digitale pourprée de l'année, six grains, acétate de morphine, trois grains, pour dix-huit pilules; en donner une toute les quatre heures.

Le lendemain, diminution de la toux, respiration moins gênée; pouls développé quoiqu'irrégulier; le malade a rendu deux litres d'urine, il a eu trois heures de sommeil; la chaleur se rétablit dans les extrémités, les mains et les pieds ont perdu leur couleur bleue.

Le deuxième jour, le malade se couche presque horizontalement, la respiration est beaucoup moins gênée, les battemens de cœur sont très-sensibles, quoiqu'irréguliers, la bouffissure de la figure n'existe plus, l'œdème des extrémités supérieures a disparu; la chaleur de tout le corps est naturelle, les pupilles sont très-contractées, le malade a rendu trois litres d'urine, il mange trois potages.

Le troisième jour, le malade se couche horizontalement; il ne peut rester ni sur le côté droit ni sur le côté gauche : l'œdème n'existe plus qu'aux pieds et aux malléoles; les pupilles sont contractées, le pouls est développé, mais toujours irrégulier; la poitrine raisonne bien, et une nouvelle exploration me fait reconnaître une hypertropie du ventricule gauche; le malade a rendu trois litres d'urine, il se promène, et reste huit heures levé; je ne permets que des potages.

Le 17, le malade est parfaitement bien, il n'existe plus d'œdème nulle part, les urines sont très-abondantes, il prend des alimens solides, il fait quelques promenades; les pupilles sont toujours contractées.

Continuation des mêmes pilules sans acétate de morphine jusqu'au 30; à cette époque, toux fréquente, expectoration muqueuse et sanguinolente; pouls plein, vibrant et irrégulier; les pupilles ne sont point contractées; eau de gomme, potion aléo-gommeuse, saignées du bras de trois palettes; le sang est très-couenneux; régime végétal et lacté; je fais garder l'appartement, mais le malade continue de travailler.

Le 15 décembre, toutes les fonctions s'exécutent presque sans trouble; la respiration est parfaitement libre, le pouls est toujours intermittent, et le malade ne peut pas encore se coucher sur le côté droit; toute médication est suspendue. Le 15 janvier, présente année, la dyspnée reparaît; elle est accompagnée d'une toux fréquente et importune, et d'une expectoration muqueuse; le pouls est vibrant et irrégulier, boisson pectorale, loock blanc.

Le 22, la toux augmente, l'expectoration est très-abondante, mêlée d'un sang noirâtre, la figure est injectée, le pouls est plein, fort et irrégulier. Le 23, saignée du bras de trois palettes, le sang est moins couenneux, et le caillot peu consistant. Décoction de topiaka, édulcorée avec du sirop d'althea; pilules faites avec gomme arabique en poudre deux gros; poudre de feuilles de digitale pourprée ℥vj, acétate de morphine ℥vj pour cinquante-quatre pilules; en prendre trois toutes les huit heures.

Le 25, diminution de la toux et de l'expectoration, augmentation dans la quantité des urines, pupilles contractées, nuit calme et tranquille, moiteur générale.

Le 26, le pouls est beaucoup moins irrégulier, ainsi que les battemens du cœur, pupilles fortement contractées; pendant la nuit, sueur générale et si abondante, que le malade mouille trois chemises; la toux et l'expectoration n'ont lieu que le matin ; le malade se couche horizontalement, il peut dormir sur le côté droit comme sur le côté gauche ; il prend sa nourriture ordinaire.

Le 31, pour la première fois, le pouls et le cœur n'offrent plus aucune intermittence ; nuit paisible, moiteur générale, même degré de contraction dans les pupilles. Le malade a rendu trois litres d'urine, il vaque à ses affaires, et monte un deuxième étage sans la moindre dyspnée. Toute la médication consiste dans l'usage des pilules, et au 23 février, Guillaumé était dans l'état le plus satisfaisant ; mais le pouls et le cœur offrent de nouveau quelques intermittences ; les pupilles sont encore un peu moins contractées, mais beaucoup plus que dans l'état ordinaire ; il rend chaque jour près de trois litres d'urine ; en continuant l'acétate de morphine, uni à la poudre de digitale pourprée, et faisant pratiquer des saignées plus ou moins éloignées, le malade jouit d'une santé assez passable.

CINQUIÈME OBSERVATION.

Cousin, âgé de soixante-deux ans, d'un tempérament sanguin, ancien militaire, et facteur de la poste royale auprès de la chambre des députés, avait éprouvé plusieurs attaques de rhumatisme articulaire ; dès le commencement de 1822, il s'aperçut qu'il était souvent obligé de ralentir la vitesse de sa marche; il éprouvait un mal-aise général; ses digestions étaient lentes, et son appétit diminuait journellement. Au mois de juin, le mal-aise augmenta; il se plaignit d'une douleur extérieure, qui occupait tout le côté droit de la poitrine, l'articulation scapulo-humérale et les muscles du cou du même côté; des frictions opiacées sur les parties douloureuses, des boissons adoucissantes, un régime végétal et lacté, furent les moyens que je prescrivis pendant deux mois.

Le premier août, *Cousin* se présenta à la consultation gratuite de l'hôpital Saint-Louis; on considéra son affection comme rhumatismale, et on lui prescrivit les bains de vapeurs émollientes: il en prit trente; mais ce moyen empira tellement son état, qu'il vint me consulter le 9 octobre; quel fut mon étonnement en explorant la poitrine, de trouver, entre la première et la seconde côtes, une tumeur du volume d'une pomme d'api, sans changement de couleur à la peau, avec des battemens isochrones à ceux du cœur! Le pouls gauche était petit, régulier et extrêmement faible; le pouls droit était plein et accéléré; ses vibrations étaient si fortes, qu'on eût pris l'artère radiale pour un tube métallique : la carotide droite offrait les mêmes phénomènes; le malade avait beaucoup maigri, les traits de la face étaient trèsaltérés : à ces caractères tranchans, je ne pus méconnaître un anévrisme actif de l'aorte primitive; la méthode de *Vasalva* me parut devoir être employée dans toute sa rigueur; j'y joignis l'usage de la digitale pourprée, d'abord seule, puis unie aux préparations opiacées; dans l'espace de treize mois qu'a duré la maladie, *Cousin* a été saigné trente-six fois, il y eut quinze applications de sangsues; il prenait journellement quatre grains de digitale pourprée de l'année, six grains d'extrait de jusquiame, deux grains de poudre de racine de Belladone, et le soir, depuis six jusqu'à dix-huit gouttes de Rousseau; à l'aide de ce traitement, la tumeur resta long-tems stationnaire; mais, au mois de juin 1823, elle prit un accroissement rapide de devant en arrière; elle n'était qu'à deux pouces du creux de l'aisselle; l'application de la glace, le repos et une diète absolue, la ramenèrent dans son volume ordinaire; mais une tumeur de même nature, de la grosseur d'une aveline, se développa au-dessus de la première côte, de manière que l'anévrisme semblait séparé en deux tumeurs distinctes; dès-lors les parois de la première tumeur acquirent de la densité, tous les symptômes s'améliorèrent, et *Cousin* partit pour la campagne le 17 août, où il resta jusqu'au 16 octobre; de manière que, pendant deux mois, il ne fut saigné qu'une fois, il fit de l'exercice, et se nourrit à sa fantaisie ; aussi l'anévrisme avait-il fait des progrès rapides, je prescrivis le traitement primitif, et je fis pratiquer deux saignées du bras.

Le 3 novembre, la tumeur secondaire est alongée comme un doigt de gant ; elle est rouge, le sommet est mince, diète sévère, repos absolu, nouvelle saignée du bras ; je fais appliquer sur la tumeur des compresses trempées dans une dissolution d'acide prussique ; deux jours après, la tumeur s'affaisse, la rougeur est moins intense.

Du 15 au 18, accroissement rapide de la même tumeur ; elle est presque confondue avec la première, car elle n'en est séparée que par un rétrécissement.

Le 19, le malade éprouve des douleurs extrêmement intenses ; j'ajoute au traitement deux demi-lavemens par jour avec douze gouttes de laudanum liquide dans chaque ; pour régime, du bouillon et du sirop de gomme avec de l'eau tiède.

Le 20, la tumeur devient rouge, la peau est mince et transparente.

Le 28, on remarque deux petites ouvertures au sommet de la tumeur, avec une légère exsudation sanguinolente ; la rougeur est intense.

Dans la nuit du 30 ; le malade éprouve des douleurs atroces, il veut ouvrir la tumeur dont le sommet est noir comme une escarre gangreneuse.

Le 1er décembre je prescrivis la potion suivante : Eau distillée de laitue trois onces, sirop d'althea une once , acétate de morphine deux grains , une cuillerée de deux en deux heures ; tous les autres calmans furent suspendus ; à la troisième cuillerée, diminution notable des douleurs ; la nuit est calme ; le malade dort quatre heures ; vers le matin sueur générale et abondante ; il mouille deux chemises.

Le 2 au matin, cessation des douleurs, diminution dans les pulsations de la tumeur anévrismale, des artères radiale et carotide ; la peau qui environne l'escarre, et qui la veille était d'un rouge intense, a repris sa couleur naturelle, exudation sanguine, contraction des pupilles, même potion. La nuit est moins calme, moiteur générale.

Le 3 au matin, il s'échappe du sang du sommet de la tumeur, les battemens sont très-modérés, mais les douleurs sont plus aiguës; pupilles contractées, constipation, peu d'urine. Potion réitérée avec trois grains d'acétate de morphine; sueur générale pendant toute la journée, le soir pupilles très-contractées, la nuit est calme ; à quatre heures du matin le malade prend un bouillon, et à six heures, les deux dernières cuillerées de la potion ; à sept heures l'escarre se déchire, et Cousin succombe, dans le court espace de deux minutes, à une hémorrhagie foudroyante (1). Il était difficile de trouver une circonstance plus favorable pour s'assurer si, par le moyen d'une analyse chimique soigneusement faite, on pouvait découvrir chez l'homme quelques traces de l'acétate de morphine, qu'on avait ingéré dans son estomac; ou bien si, lorsque cette substance a été absorbée, elle se dérobe à l'action des réactifs chimiques.

Mon gendre pria M. Vauquelin de vouloir bien le seconder dans cette opération délicate. Ce savant professeur le fit avec le zèle et le talent qu'on lui connaît.

Vingt-sept heures après la mort, je procédai à l'autopsie cadavérique, en présence de MM. Payen et Dublanc; je bornai mes recherches à l'appareil circulatoire : le péricarde est fort distendu, lisse, mince et transparent; le cœur est d'un volume considérable, et double au moins du poing du sujet.

L'oreillette droite est distendue par du sang

---

(1) Cette observation est parfaitement identique avec celle que M. Magendie a publiée. La malade qui en fait le sujet, n'éprouva de soulagement que par l'usage de l'acétate de morphine; toute autre préparation opiacée n'avait pu calmer les douleurs.

noir et liquide sans aucun caillot; la capacité du ventricule droit est un peu plus considérable que dans l'état ordinaire : elle contient du sang noir et liquide.

L'oreillette gauche est vide; sa capacité est un peu augmentée ; la cavité du ventricule gauche a le double de son volume ordinaire ; l'épaisseur de ses parois est augmentée d'un tiers ; l'orifice de l'aorte est élargie; les valvules sygmoïdes sont plus consistantes que dans l'état naturel.

Le tissu charnu du cœur est d'un rouge brun, ferme, résistant et difficile à déchirer.

L'aorte, aussitôt après sa naissance, est considérablement élargie ; elle concourt à former, jusqu'à sa courbure, les parois d'une vaste poche anévrismale dont les dimensions sont les suivantes : sa hauteur est de quatre pouces; sa largeur, prise transversalement, et à un pouce au-dessus du cœur, est de trois pouces ; au milieu de sa hauteur la poche va en s'élargissant, car elle s'étend à droite derrière les côtes, et à gauche derrière le *sternum* jusqu'aux cartilages *sterno-costaux* du même côté; sa largeur intérieure est de six pouces et demi. Les parois de cette cavité sont formées en arrière et sur les côtés du tissu artériel épaissi, plus dense et plus cassant que dans l'état ordinaire; on y remarque un grand nombre de points cartilagineux, et dans l'intervalle de ces derniers une grande quantité de petites incrustations; la face intérieure des parois est jaunâtre, irrégulière et rugueuse. La paroi antérieure est formée inférieurement par le tissu artériel, et supérieurement par la face postérieure du *sternum*, des cartilages, des côtes gauches et même droites, et des muscles qui remplissent leurs intervalles. Au-dessus du milieu de la hauteur des parois, on trouve une ouverture irrégulière, alongée de haut en bas, qui conduit dans une poche placée au-dessus de la clavicule, et dont la capacité pourrait admettre une pomme de moyenne grosseur; cette poche, développée derrière le muscle grand pectoral et la peau, et dont l'intérieur est assez régulier, se trouve garnie d'une couche de fibrine concrétée, d'un rouge brun; elle présente, au milieu de sa paroi antérieure, une déchirure de la grandeur d'une pièce de vingt à trente sols qui intéresse le grand pectoral et la peau. La première côte droite est mobile par la destruction de son articulation avec le *sternum;* il en est de même de la seconde côte, qui, à deux pouces de son articulation, offre une solution de continuité oblique, dont la surface est irrégulière et dentelée.

Après avoir enlevé cette pièce pathologique, je fis une ligature à la partie inférieure de l'œsophage, une seconde au-dessous de l'ouverture pylorique, et une troisième à l'extrémité des intestins grêles ; j'enlevai le tout, et, après avoir recueilli les liquides contenus dans cette portion du tube digestif, ils furent transportés dans le laboratoire de M. Vauquelin.

Analyse chimique de ces liquides par MM. Vauquelin et Dublanc jeune.

Poids du liquide, quarante-sept grammes, état très-visqueux, couleur jaunâtre, odeur aigre.

Le papier du tournesol indique l'acidité du liquide ; sa viscosité s'opposant à sa filtration, on étend la liqueur d'alcool faible, on la chauffe, puis on la jette sur un filtre ; il reste sur le filtre une matière albumineuse. Coagulé par l'action simultanée de l'alcool et de la chaleur, le liquide filtré est évaporé, jusqu'à ce qu'il ne contienne plus d'humidité. Il est traité par l'alcool à 40° froid; l'alcool laisse indissoute une matière gluante, tenace, se comportant comme un mucilage épaissi. L'eau bouillante rendue acide dissout cette matière sans y développer d'amertume.

L'ammoniaque y fait naître un précipité : ce précipité lavé et séché ne se dissout pas dans l'alcool pur, même à chaud; cet agent ne contracte pas d'amertume en chauffant avec lui; l'acide nitrique dissout ce précipité sans effervence et sans changer sa couleur ; ce solutum, étendu d'eau, précipite par l'eau de Baryte et par l'oxalate d'ammoniaque, ce qui indique que le précipité est formé de phosphate de chaux. L'alcool qui a servi à laver ce précipité, évaporé jusqu'à siccité, et le peu de matière qui reste dans la capsule, essayée par l'acide nitrique, une teinte noire se développe au centre de l'action, les points divergens sont de couleur violacée, mais aucun des sels de morphine traités par l'acide nitrique ne présentent cette altération ; l'eau d'où l'ammoniaque a séparé ces sels, évaporée et entretenue acide, ne donne à la bouche aucune sensation d'amertume ; elle fournit un extrait dont l'odeur est analogue à celle de l'osmazome, et dont la solution précipite abondamment par la noix de galle.

(Ces faits, sans intérêt pour le but de l'analyse, sont rapportés parce qu'ils concordent avec les circonstances qui ont accompagné les derniers momens du malade, et pendant lesquels il prenait des sucs de viande plus ou moins étendus.)

L'alcool qu'on a fait agir sur le liquide de l'estomac d'où l'albumine a été séparée et d'ont l'humidité a été évaporée, est sans amertume ; sa saveur est sensiblement salée ; il est évaporé, et le résidu, repris par de l'eau acide, est filtré ; il reste sur le filtre une matière grasse, résineuse, analogue à la résine de la bile ; du reste, ne fournissant nul indice de morphine, l'eau acide tenant en solution les parties solubles de l'alcool, moins la résine de la bile, est traitée par l'ammoniaque ; il naît de la liqueur un trouble auquel succède un précipité floconneux qui ne se réunit pas. Évaporé et traité par l'alcool, il ne donne pas d'amertume; l'alcool évaporé ne fournit pas de cristaux, il est très-salé ; une portion, dissoute dans de l'eau, précipite par le nitrate d'argent, ce qui indique un muriate ; une autre portion, chauffée à siccité, et mise en contact avec l'acide nitrique, confirme les signes négatifs recueillis pendant toute l'opération sur la présence de la morphine dans le liquide examiné.

Les résultats peu satisfaisans d'une analyse faite avec tant de soin, me déterminèrent à faire l'expérience suivante, en présence de MM. Dublanc, Payen-Bachelier, Romain, et Cheylack, élèves en pharmacie.

Je me procurai un chien d'environ quatre ans, ayant quatre pieds trois pouces et demi de longueur, et trois pieds six pouces d'envergure d'un membre antérieur à l'autre.

Le samedi 15 janvier 1824, à onze heures du matin, après seize heures de diète, ingestion dans l'estomac de dix grains d'acétate de morphine dissoute dans une once d'eau distillée acide à une heure trois quarts, léger abattement, point de vomissement, l'animal reste couché sur le ventre.

A trois heures un quart, l'abattement a progressivement augmenté, la respiration est un peu ralentie, point de changement dans la circulation, les pupilles ne se contractent pas à l'approche de la flamme d'une bougie.

A quatre heures et demie, flexion des membres, l'animal ne peut plus rester debout, refroidissement très-marqué.

A six heures, l'abattement diminue, la circulation est ralentie, la respiration est bruyante, les pupilles se contractent sensiblement à l'approche de la lumière; il refuse les alimens ainsi que la boisson.

Pendant la nuit, l'animal hurle et aboie avec force; le vendredi matin, il reste couché; l'œil est vif, la respiration et la circulation ne sont point altérées.

Le 16, à onze heures trois quarts, ingestion dans l'estomac de quinze grains d'acétate de morphine dissoute dans une once d'eau distillée acide.

A une heure, l'animal est couché sur le côté, il ne peut rester debout, point de changement dans la circulation ni dans la respiration.

A trois heures, abattement général, refroidissement, tremblement, la respiration est bruyante la circulation plus lente, et les pupilles dans leur état naturel.

A quatre heures, nouvelle injection dans l'estomac de seize grains d'acétate de morphine dissoute dans une once d'eau distillée acide.

A six heures, l'abattement est moindre, les pupilles sont un peu contractées, l'iris est très-contractile.

A huit heures, injection dans l'estomac de trente-six grains d'acétate de morphine dissoute comme ci-dessus.

A dix heures, l'abattement est moindre qu'après les ingestions précédentes, l'animal tient assez souvent la tête levée, l'œil est assez vif, les pupilles conservent leur contractilité ordinaire, point de vomissement, le tremblement a disparu.

A onze heures, injection dans le rectum d'une dissolution d'un demi-gros d'acétate de morphine; quelques instans après, l'animal mange environ deux onces de viande, il reste assez long-tems sur ses pattes, il sort par la gueule une petite quantité de mucosité écumeuse.

A minuit, respiration entrecoupée, ralentie et haletante; ralentissement de la circulation, pupilles resserrées; pendant toute la nuit l'animal est calme et tranquille.

Le samedi 17, l'animal est abattu, et il reste couché toute la matinée; si on l'excite, il se lève sur ses pattes, mais il est chancelant. Il y a une émission d'urine, mais il rend peu de matières fécales: c'est la première évacuation qui a eu lieu dans l'espace de quarante-huit heures; à la vérité l'animal a constamment refusé de boire.

A deux heures après midi, injection dans le rectum d'une dissolution d'un gros d'acétate de morphine; une demi-heure après, évacuation alvine de deux gros de matières jaunes et liquides; il rend par la gueule quelques morceaux de viande non digérés et un peu de mucosité.

A trois heures et demie, l'animal est peu abattu; la respiration et la circulation sont médiocrement ralenties, les pupilles sont un peu resserrées, mais toujours contractiles; il mange huit onces d'un mélange de viande et de pain. A dix heures du soir, même état; il boit douze onces d'eau, il hurle et aboie toute la nuit.

Le dimanche matin, il reste sur ses pattes; l'œil est vif, il fait des efforts pour s'évader; à onze heures, nous l'avons fait périr en fracturant les vertèbres cervicales.

Autopsie faite vingt-quatre heures après la mort.

Cerveau de volume ordinaire, de consistance ferme; arachnoïde lisse, mince, transparente, de couleur rosée; aucun de ses vaisseaux n'est injecté; un petit caillot de sang au-dessous de la protubérance annulaire, et une petite quantité de sérosité sanguinolente dans les ventricules latéraux, sont le résultat du genre de mort.

La première et deuxième vertèbres cervicales sont fracturées; la moëlle épinière est déchirée et contuse; une grande quantité de sang épanché autour de la colonne vertébrale, ainsi que dans la portion du canal qui est voisine de la solution de continuité.

Cœur sain, d'un tissu ferme, de couleur rouge-brun, n'offrant aucune altération; le ventricule et l'oreillette gauche contenaient un peu de sang noir liquide; les artères saines, leur intérieur d'un blanc rosé; le système veineux est tout gorgé de sang; la veine porte en contient comparativement moins; le canal thorachique est vide.

Poumons et muqueuse aérienne sains.

Péritoine sain, muqueuse digestive pâle, décolorée, à la gueule et à l'œsophage d'un blanc rosé, formant à l'estomac un grand nombre de plis; blanche et légèrement rosée au duodénum, au jejunum et à l'ileon; pâle, dans les gros intestins; l'estomac contenait un tænia de six pouces et cinq lombrics.

La vessie est saine, sa muqueuse est blanche;

cet organe contient un peu d'urine citrine et limpide.

En procédant à cette autopsie, je mis dans des vases séparés, 1° le sang des veines caves; 2° celui de la veine porte; 3° celui de l'aorte; 4° la bile; 5° l'urine; 6° les liquides de l'estomac et du duodénum; 7° les liquides et les matières fécales de tout le reste du tube intestinal.

Analyse chimique faite par M. Dublanc.

Le tube intestinal a été lavé avec de l'eau distillée qui était acide, et la matière qu'il contenait a été étendue dans le même liquide.

On a évaporé cette matière jusqu'à ce qu'elle présentât l'aspect d'une pâte molle; on l'a traitée à chaud et à plusieurs reprises par de l'alcool à 40°. Une matière qui ne fut point dissoute par l'alcool, et qui paraissait formée d'albumine coagulée et de *detritus* d'alimens, fut mise à part sous le n° 2. L'alcool ayant agi sur la matière des intestins, filtré, évaporé en partie, a abandonné une matière grasse, solide; cette matière séparée, on a continué la vaporisation du liquide jusqu'à la consistance d'un extrait; on a traité cet extrait par de l'eau distillée rendue acide, qui en a opéré la solution, à l'exception d'une très-petite quantité de matière analogue à la résine de la bile, qui a été retenue sur le filtre; on a versé dans la solution filtrée du sous-acétate de plomb, afin d'éliminer du liquide les matières animales qui pouvaient avoir été dissoutes; le sous-acétate de plomb n'agissant plus sur la liqueur, on y a versé du deuto-chlorure de mercure, qui a produit encore un précipité abondant et floconneux. Le liquide filtré, on y a fait passer un courant de gaz acide hydro-sulfurique, pour le débarrasser de l'excès de sels métalliques employés, puis on a chauffé pour chasser l'hydrogène sulfuré. Après avoir ainsi séparé de la liqueur toutes les substances étrangères à la morphine qui pouvaient s'y trouver, et avoir rendu de cette manière sa présence plus facile à démontrer, puisqu'elle ne devait plus se rencontrer avec des matières susceptibles de masquer les caractères auxquels on peut la reconnaître, on a mis dans cette liqueur une quantité de magnésie pure, propre à saturer les acides, et à décomposer le sel de morphine dissous; on a fait bouillir de l'alcool à 40° sur cette magnésie, pour dissoudre la morphine; on a filtré, on a évaporé l'alcool; mais on n'a découvert, dans le résidu, ni les cristaux en aiguilles, ni prismatiques, ni l'amertume, ni la manifestation de la couleur rouge-orangée, qui y aurait été produite par l'acide nitrique, si la morphine eût été présente.

Matière mise à part sous le n° 2.

Cette portion de la matière des intestins que l'alcool n'avait pu dissoudre, a été soumise à l'action de l'acide acétique, et réduite, par cet agent, à ne présenter plus que les caractères de la fibrine. La liqueur acide, évaporée et étendue d'eau, a été traitée par la magnésie pure, de la même manière que précédemment. Le précipité magnésien, traité à chaud par l'alcool absolu, l'alcool filtré et évaporé, on n'a encore remarqué aucune trace de morphine.

En évaporant l'alcool qu'on avait fait agir sur la matière des intestins, il s'était séparé une matière grasse qu'on avait mise à part; bien qu'il n'était pas permis de croire que cette matière, en se séparant du véhicule qui l'avait dissoute, entraînât avec elle une quantité quelconque de morphine, cependant, pour n'avoir négligé aucun des moyens de suivre les traces de cette substance, on a fait dissoudre cette graisse dans un peu de potasse à l'alcool étendu d'eau distillée, et on a examiné s'il se déposait une matière analogue à la morphine : ce premier essai ayant été négatif, on a décomposé ce savon soluble par un sel de plomb, et séparé le savon insoluble du liquide qui surnageait; évaporé ce liquide, on a saturé la potasse du résidu avec l'acide sulfurique étendu d'eau, et l'on a fait agir l'alcool qui n'a, cette fois encore, fourni aucun indice de morphine.

Examen de l'urine.

La quantité de ce liquide était de dix grammes seulement; il était acide. On a fait évaporer toute l'humidité, et l'on a pris le résidu par l'alcool à 40°, afin de fractionner en deux parties les matières de l'urine, l'une insoluble, le mucus et quelques sels; l'autre soluble, l'urée, d'autres sels et la morphine si elle eût existé. L'alcool tenant donc en solution les principes solubles, a été évaporé, et le résidu traité par l'acide acétique affaibli. L'ammoniaque, versé dans cette solution jusqu'à saturation de l'acide au bout de vingt-quatre heures, n'avait formé aucun précipité; on a évaporé et on a versé sur le résidu, qui était d'une saveur piquante, sans amertume, quelques gouttes d'acide nitrique. La présence de l'urée s'est aussitôt manifestée par les cristaux de nitrate acide d'urée qui se sont formés; mais aucune autre couleur que celle provenant de l'action de l'acide sur l'urée elle-même, n'a signalé la présence de la morphine.

Examen du liquide de l'estomac.

Le liquide de l'estomac était acide. On l'a étendu d'alcool faible pour détruire sa viscosité;

on l'a chauffé et jeté sur un filtre : le liquide passé a été rapproché jusqu'en consistance molle, et traité par l'alcool à 40°, qui a laissé une quantité remarquable de phosphate de chaux ; cette solution alcoolique a été évaporée, et le résidu repris par l'eau acide, dans laquelle on a fait agir d'abord les sels métalliques propres à précipiter les matières animales, et ensuite l'hydrogènesulfuré ; on a dégagé ce gaz par la chaleur, et l'on a divisé en deux parties la liqueur ; dans l'une, on a mis de la magnésie en excès ; on a fait bouillir, séparé la magnésie, traité celle-ci par l'alcool à chaud; on a évaporé l'alcool sans trouver dans le résidu nulle trace de morphine ; dans l'autre, on a versé de l'ammoniaque; cet alcali n'a déterminé aucun précipité ; le liquide évaporé n'a rien donné d'intéressant pour l'objet des recherches.

Sur le filtre où l'on avait jeté le liquide de l'estomac, était restée une matière qui fut traitée par l'alcool bouillant; ce dissolvant laissa de l'albumine, de la fibre musculaire et des débris du bol alimentaire ; il fut évaporé au bain-marie, et a abandonné pendant l'opération une matière grasse toute analogue à celle extraite de la matière des intestins, et qui, pour cette raison, ne fut point examinée. L'alcool complétement évaporisé, le résidu qu'il laissa était graisseux, et cependant une odeur nauséabonde, particulière à la bile, mais qui n'avait point d'amertume, fut traitée par l'eau acide, et cette solution fut examinée avec les mêmes moyens et la même exactitude que ceux avec lesquels on avait précédemment opéré dans les mêmes circonstances.

Examen du sang veineux.

Trois cent trente-cinq grammes de sang veineux, abandonné pendant vingt-quatre heures, ont donné soixante-quinze grammes de sérum, ce qui répond au tiers environ de la quantité ordinaire de sérum que donne le sang veineux dans l'état sain, selon quelques physiologistes; mais les proportions relatives entre la partie fluide du sang et la partie coagulable, ne peuvent, dans aucun cas, servir d'induction, puisqu'elles doivent varier selon de nombreuses circonstances, et dépendre de leur influence; nous ne les faisons remarquer que par exactitude. La partie coagulée, traitée de manière à en obtenir la fibrine, c'est-à-dire malaxée sous un filet d'eau distillée, a donné neuf cents milligrammes de cette substance sèche. Le sérum a été évaporé avec les soins convenables, et le résidu traité par l'alcool à chaud, le liquide alcoolique évaporé, son résidu a été dissous dans de l'eau fortement acide, et, cette liqueur traitée par l'ammoniaque, il ne s'est point formé de précipité; le liquide évaporé, examiné à la manière accoutumée, n'a point offert de morphine.

L'eau de lavage du *coagulum*, isolé de l'albumine par l'action de la chaleur examinée convenablement, n'a point encore répondu convenablement.

L'albumine retenant la matière colorante du sang, n'en a point été séparée, cette opération ayant été jugée inutile.

Sang de la veine porte; sang artériel; bile.

Ces trois liquides ont été soumis, chacun séparément, aux expériences propres à y faire reconnaître la présence de la morphine; mais comme en somme totale ils ont donné les mêmes résultats sans fournir aucune observation particulière, nous nous dispensons de détailler les expériences qui prolongeraient ce travail, sans ajouter à l'intérêt qu'il peut présenter.

Les malades chez lesquels j'ai administré l'acétate de morphine, ont tous éprouvé un calme et un soulagement qu'aucune autre préparation opiacée n'avait pu leur procurer; car les sujets des première, troisième, quatrième et cinquième observations n'avaient obtenu que des rémissions momentanées, en prenant diverses combinaisons qui avaient l'opium pour base; tandis que, dès l'instant qu'ils ont fait usage de l'acétate de morphine, non-seulement l'amélioration s'est soutenue, mais les symptômes alarmans ont été subitement dissipés. Si l'action de ce nouveau sel est aussi constante et aussi efficace qu'elle l'a été chez mes malades, on sera forcé de reconnaître l'exactitude des principes énoncés par M. le professeur *Orfila* dans son intéressant Mémoire, consigné dans le premier volume du nouveau Journal de Médecine, et dans lequel ce savant distingué soutient que la morphine est la partie la plus active de l'opium. Cette opinion avait déjà été émise par M. *Sertuerner* d'Imbeck, à qui nous devons la découverte de la morphine; et c'est sans doute par erreur que M. le docteur *Delens*, dans son excellent article *Morphine*, du Dictionnaire des Sciencess Médicale, annonce que M. *Orfila* considère la morphine comme le seul principe actif de l'opium, tandis que cet infatigable expérimentateur dit positivement, ainsi que je viens de l'indiquer, que la morphine est la partie la plus active de l'opium, ce qui suppose que ce chimiste reconnaît une action particulière, mais moins active, à la vérité, à la narcotine et à l'extrait aqueux d'opium privé de morphine. C'est cette interprétation qui a conduit M. *Delens* à établir une digression lumineuse, mais non fondée, puisqu'elle repose sur une opinion que M. *Orfila* n'a point émise. Le malade de la cinquième observation confirme d'une manière indubitable la supériorité de l'action sédative de la morphine sur les autres principes de l'opium; car l'usage journalier qu'il faisait depuis quatorze mois, non-seulement de l'extrait d'opium et des gouttes de Rousseau, mais encore de la digitale et de la belladone, employés concurremment, ne l'ont jamais calmé autant que l'acétate de morphine administré seul; cette dernière substance a exercé sur lui, ainsi que sur tous les malades à qui je l'ai prescrite, une action spéciale sur la circulation générale; car les pulsations de la carotide primitive droite, et celles de l'artère radiale du même côté, et les battemens de la tumeur anévrismale, avaient perdu, sous son influence, les deux tiers de leur accélération. J'ai observé ce même ralentissement de la circulation chez l'animal qui a servi à nos expériences. Ce résultat constant, du moins pour moi, diffère essentiellement de ceux que M. le docteur Bailly a obtenus; et, quoique des faits nombreux l'autorisent à croire que l'acétate de morphine n'exerce aucune influence sur la circulation, je n'en persiste pas moins dans mon opinion, attendu que mes observations concordent parfaitement avec les cinquième, sixième, septième et huitième expériences faites par M. *Orfila*, et que le ralentissement de la circulation, qu'il a observé chez les animaux qui ont servi aux expériences précitées, a été un phénomène constant; enfin, les deuxième, troisième, quatrième, cinquième et sixième expériences, faites à l'école d'Alfort par MM. *Dupuy*, *Deguise* fils et *Lenret*, ne laissent aucun doute sur l'influence du sel de morphine sur la circulation; mais la supériorité de l'action sédative de l'acétate de morphine sur les autres principes de l'opium, et ses effets constans sur le système circulatoire, acquerront une preuve bien plus convaincante encore par les deux faits de pratique suivans.

SIXIÈME OBSERVATION.

Mlle Aubert, âgée de quarante-trois ans, d'une constitution délicate, éprouvait, depuis plus de six mois, des pertes utérines presque continuelles et des battemens de cœur aussi violens que dans l'anévrisme actif de cet organe; elle ne pouvait marcher, ni monter un escalier sans éprouver une dypsnée presque suffocante; le pouls était petit, profond et accéléré sans la moindre intermittence. Au mois de juin 1823, elle fut atteinte d'une métrite aiguë qui se compliqua d'entérite; cette double phlegmasie accéléra bien davantage encore les battemens du cœur. Une diète sévère, plusieurs applications de sangsues, des bains, l'usage de la digitale pourprée, du sirop de pavot blanc, de l'extrait aqueux d'opium, du laudanum liquide, et de la poudre de racine de belladone, administrés alternativement pendant l'espace de dix mois, ne purent diminuer la contractilité du cœur. La racine de belladone affaiblit tellement la vue, que la malade ne pouvait plus lire ni écrire. Le 28 mars je prescrivis les pilules suivantes : poudre de feuilles de digitale g̃ six, acétate de morphine deux grains, gomme arabique un demi-gros, pour trente-six pilules; en prendre six par jour. Dès le deuxième jour de l'usage de ces pilules, la vue fut entièrement rétablie, et le quatrième jour les battemens de cœur n'étaient plus accélérés, que lorsque la malade montait un escalier.

Le 2 avril, même prescription et un demi-grain de plus d'acétate de morphine. Le 15, le pouls est lent et régulier; les battemens de cœur ne sont accélérés que lorsque la malade précipite sa marche ou qu'elle monte un escalier. Je prescris un grain d'acétate de morphine par jour, et autant de poudre de digitale.

Le 21, le pouls est parfaitement régulier, ainsi que les battemens du cœur, pourvu que la malade ne quitte pas l'appartement; il y a anorexie.

Le 2 mai, les battemens n'ont lieu que lorsque la malade monte un escalier; le repos les dissipe promptement. Depuis l'emploi de l'acétate de morphine, la malade éprouve des sueurs nocturnes, une propension continuelle au sommeil; les pupilles sont contractées; une lumière vive l'incommode; l'anorexie persiste; il y a constipation; les urines sont rares. Continuation de l'acétate, à la dose d'un grain par jour.

Au 9 juin, la malade est parfaitement; elle vaque à ses occupations domestiques; les battemens du cœur ne sont plus tumultueux; la contractilité des pupilles est naturelle. Je fais encore continuer l'acétate de morphine, et, à l'aide de ce médicament, la malade jouit d'une bonne santé.

SEPTIÈME OBSERVATION.

Madame *Foacier*, âgée de cinquante-quatre ans, d'une faible constitution, eut une enfance d'autant plus pénible, qu'elle fut constamment malade; les divers renseignemens que j'ai pu recueillir me portent à croire qu'elle fut affectée du carreau: elle conserva huit à dix engorgemens lymphatiques dans le méso-colon droit; on les distinguait facilement par l'exploration: chacun d'eux offrait le volume d'une olive; leur sensibilité fut toujours si exquise, que la malade ne put jamais supporter ni corset ni ceinture, quelqu'élastique qu'ils fussent. Plusieurs médecins distingués lui donnèrent des soins, et chaque fois qu'on voulut tenter les dépuratifs et les fondans, à cette époque de la médecine humorale, il en résulta une surexcitation qu'on ne calmait que par l'emploi de la saignée et des émolliens. Elle devint mère de trois enfans; ses couches ne furent suivies d'aucun accident. Elle traversa avec courage les tems orageux de la révolution, quoiqu'elle eût dû succomber aux nombreuses affections morales dont elle fut accablée. Vers le milieu de septembre 1815, elle fut atteinte de douleurs intestinales extrêmement violentes; le ventre se tuméfia rapidement, surtout vers la région cœcale; une fièvre intense se développa; la soif était ardente, la langue rouge, le pouls plein et vibrant; enfin une gastro-entérite aiguë s'établit. Le régime le plus antiphlogistique fut suivi, les saignées locales furent réitérées, les bains, les fomentations, les potions aléo-gommeuses, la diète la plus sévère, ne purent enrayer la marche de cette phlegmasie; seulement la fièvre disparut le quinzième jour. Le volume du ventre diminua, les douleurs vives et réitérées persistèrent, quoiqu'on administrât chaque jour des demi-lavemens amilacés et narcotiques; les évacuations alvines devinrent fréquentes; la malade rendait chaque fois une énorme quantité de mucus grisâtre, floconneux, parsemé de stries de sang; les douleurs qu'elle éprouvait à chaque évacuation étaient si aiguës, qu'elles étaient suivies de vomissemens, d'horripilation, et quelquefois de lypothimie. Du lait, tantôt pur, tantôt coupé, fut le seul aliment permis. Le sirop de pavot blanc, le laudanum liquide, l'extrait aqueux d'opium, furent tour-à-tour administrés, mais ils ne procurèrent que quelques adoucissemens passagers; car, malgré les calmans, la malade rendit dans les garderobes un pus grisâtre et fétide qui se précipitait au fond du vase, tandis que le mucus surnageait. Le quarante-cinquième jour d'un traitement aussi sévère, en explorant attentivement l'abdomen, je ne rencontrai plus les divers engorgemens; ils étaient remplacés par un corps homogène de la largeur d'une main ouverte: c'était une induration très-rénitente, d'une sensibilité si exquise, que la moindre pression occasionait la suffocation. Dès-lors, je ne doutai plus que ce ne fût une dégénérescence organique, que je considérai comme cancéreuse: imbu de cette idée, je bornai ma médication au repos, à un régime doux et à des préparations opiacées, dont je me proposai d'augmenter la dose, selon l'intensité des symptômes. J'eus recours aux gouttes de Rousseau; à peine la malade en eut-elle fait usage, qu'elle ressentit un bien-être qu'elle n'avait pas éprouvé jusqu'alors.

Plusieurs consultans furent appelés, et ils ne voulurent reconnaître qu'une entérite chronique. Je respectai leur opinion, mais je persistai dans mon diagnostic et dans mon traitement, et la malade en éprouva une si grande amélioration, qu'elle ne tarda pas à se livrer à ses affaires domestiques, à pouvoir sortir et à se nourrir comme avant sa maladie. Je passe sous silence les nombreux accidens qu'elle éprouva pendant l'espace de sept années; la dose des gouttes de Rousseau fut progressivement augmentée : la malade commença par dix-huit gouttes par jour; elle parvint à cent soixante gouttes; et dans les nombreuses sur-excitations qu'elle éprouva, j'administrai jusqu'à deux cent vingt gouttes par jour.

Au mois de janvier 1823, une petite glande, du volume d'un haricot, se développa dans le sein gauche, sans la moindre sensibilité. Vers la fin de mai, la malade eut une rechute affreuse : les gros intestins, la vessie et l'utérus devinrent le siége d'atroces douleurs; chaque dose de gouttes de Rousseau déterminant des nausées insupportables, je présumai qu'elles n'étaient plus assez calmantes : je les remplaçai, le 1er juin, par l'extrait aqueux d'opium, débarrassé de la narcotine; j'en donnai vingt grains par jour, et trois grains en injections dans le rectum. Huit jours de cette médication suffirent pour ramener un calme parfait. La glande du sein resta long-temps stationnaire, roulante et sans aucune douleur; mais dans le courant du mois de décembre, elle fit des progrès rapides; elle augmenta de volume; des veines variqueuses se développèrent à son sommet; l'induration ne tarda pas à envahir tout le sein; elle contracta des adhérences avec le muscle grand-pectoral. La malade éprouvait au centre du *sternum* une douleur térébrante qui traversait la poitrine et se prolongeait jusqu'à la vertèbre dorsale, correspondante au point de départ. Au mois de janvier 1824, la couleur bleue du sommet de la tumeur fut remplacée par un rouge cerise, et le 15 février, l'ulcération cancéreuse s'établit; elle s'agrandit rapidement. La dose de l'opium fut vainement augmentée ; les douleurs devinrent si atroces, que la malade ne pouvait tousser, avaler ni parler sans souffrir. L'émission des urines était très-douloureuse, ainsi que les évacuations alvines; un suintement puriforme et fétide s'échappait du vagin; la malade ne pouvait marcher que courbée en avant; elle ne goûtait plus un moment de repos. L'anorexie était complète; toutes les extrémités étaient d'un froid glacial; le pouls était petit, et tellement précipité qu'on comptait de 115 à 120 pulsations par minute; les traits de la face étaient altérés. Ce fut dans cet état désespéré que je résolus de remplacer l'extrait aqueux d'opium par l'acétate de morphine ; tout m'autorisait à l'emploi de ce moyen : le caractère dangereux de la maladie, et l'usage immodéré de l'opium, que la malade avait été forcée de faire ; car, dans l'espace de huit années et quatre mois et demi, elle a pris cinq livres quatorze onces d'extrait aqueux d'opium le plus pur.

Le 17 mars, à dix heures du soir, j'administrai deux grains d'acétate de morphine en pilules; une heure après, diminution des douleurs, plusieurs heures de sommeil, sueur abondante.

Le 18, à neuf heures du matin, peu de douleurs, le pouls est développé et bien moins précipité ; deux grains d'acétate de morphine, la malade est calme jusqu'à trois heures; elle prend un grain d'acétate de morphine, et un deuxième grain à quatre heures ; les douleurs sont suspendues jusqu'à neuf heures et demie du soir. Leur retour se faisant sentir, la malade prend deux grains d'acétate de morphine ; elle souffre considérablement tout au pourtour de l'ulcère; à une heure du matin le calme s'établit, moiteur générale.

Le 19, pouls moins développé, pupilles contractées, diminution dans l'excrétion des urines, qui a lieu sans douleur; point d'évacuations alvines; à neuf heures, deux grains d'acétate de morphine, pansement peu douloureux, propension au sommeil; à trois heures, douleurs légères; à quatre heures, deux grains et demi d'acétate de morphine; un quart d'heure après, calme général jusqu'à dix heures moins un quart; le pouls est tellement régulier qu'il ne présente plus que soixante-cinq pulsations par minute; les pupilles sont contractées; la malade ne peut supporter l'approche de la lumière d'une bougie; l'ulcère, qui jusqu'alors avait été pansé avec du cérat opiacé (1), n'est recouvert que de charpie; aucune douleur après le pansement; trois grains d'acétate de morphine; la nuit est bonne; vers le matin, sueur modérée, mais générale.

Le 20, l'ulcère exhale peu d'odeur, les deux tiers de son étendue sont d'un rouge vif, les bords s'affaissent et sont moins rouges; trois grains d'acétate de morphine à neuf heures du matin; deux grains à trois heures, et trois grains à dix heures du soir; la malade est parfaitement bien; les pupilles sont très-contractiles, mais elles ne restent pas contractées comme la veille; le pansement est à peine douloureux; nuit tranquille, moiteur générale.

Le 21, trois grains le matin, deux et demi à trois heures, et trois grains à dix heures du soir; la malade est plus fatiguée et plus souffrante; les pupilles sont dans le même état; la constipation

(1) Chaque once de cérat contenait douze grains d'extrait aqueux d'opium sans narcotine.

existe depuis cinq jours, malgré l'administration de plusieurs lavemens; nuit excellente.

Le 22, même dose d'acétate de morphine, pouls régulier, ulcère presqu'entièrement détergé; ses bords sont rouges ; évacuations alvines sans douleur; la malade est très-bien, la nuit est fort calme.

Le 23, même état, huit grains et demi d'acétate de morphine, le pansement du soir est accompagné de douleurs, nuit tranquille, moiteur générale, prurit incommode sur toute la peau suivi d'une éruption anomale.

Le 24, pupilles très-contractées; les yeux sont si sensibles que la malade ne peut supporter la clarté du jour; pansement très-douloureux; deux évacuations alvines, qui ne font éprouver à la malade aucune sensation pénible, neuf grains d'acétate de morphine; du 25 au 31, même dose d'acétate de morphine, mêmes phénomènes morbides, les urines coulent plus abondamment, et les évacuations alvines s'opèrent par regorgement; les pansemens sont douloureux pendant plus de trois quarts d'heure après chacun d'eux.

Le 1er et 2 avril, neuf grains d'acétate de morphin chaque jour, la malade est moins bien.

Le 3 au matin, mal-aise général, abattement, pouls petit et accéléré, découragement, douleurs lancinantes et plus fréquentes; dix grains d'acétate de morphine; le 4, mal-aise plus grand, même état du pouls, anéantissement; dix grains d'acétate de morphine.

Le 5, céphalalgie, pupilles fortement contractées, dégoût de la vie, pouls petit, accéléré et tremblotant; tout le pourtour de l'ulcère est tuméfié et d'une extrême sensibilité. Cet état pénible me détermine à diminuer la dose de l'acétate de morphine; je résolus d'associer ce sel à l'extrait aqueux d'opium privé de narcotine; je prescrivis six grains et deux tiers d'acétate de morphine, et six grains d'extrait aqueux d'opium, pour douze pilules; j'en donnai quatre le matin, quatre à quatre heures, et quatre à dix heures du soir; la nuit fut meilleure.

Le 6 au matin, l'assoupissement est moins grand, le pouls n'est plus tremblotant, il est moins accéléré; les pupilles sont contractiles, mais elle restent moins contractées; six grains et demi d'acétate de morphine, et cinq grains d'extrait aqueux d'opium.

Le 7 au matin, le pouls est presque régulier, le pourtour de l'ulcère est moins tuméfié, ses bords sont plus affaissés et moins rouges, mais la malade éprouve une propension au sommeil presqu'insurmontable et des sueurs nocturnes plus ou moins abondantes; six grains d'acétate de morphine et six grains d'extrait d'opium.

Le 8, pouls parfaitement régulier, pupilles contractées; l'ulcère est moins douloureux, la malade est passablement bien, même prescription.

Le 9, 10 et 11, plus de mal-aise, le pouls est moins régulier, même dose d'acétate de morphine, et d'extrait aqueux d'opium.

Le 12 et 13, un peu plus d'affaissement, la douleur térébrante de la poitrine se manifeste de nouveau, le pouls est petit et serré, douleur lancinante au pourtour de l'ulcère.

Le 14, l'ulcère est pansé avec de la charpie imbibée de chlorure de soude affaibli; le pansement est suivi d'une douleur qui dure deux heures; cinq grains et demi d'acétate de morphine et six grains d'extrait aqueux d'opium; la malade sort, elle passe assez bien la journée; pupilles contractées, la nuit est calme, moiteur générale pendant le sommeil.

Le 15, l'ulcère n'exhale aucune odeur fétide; le pouls est régulier et développé, même prescription, pansement avec le chlorure de soude.

Le 16, fétidité de l'ulcère, même dose d'opium et d'acétate de morphine.

Du 17 au 20, propension au sommeil, sueurs nocturnes, pouls lent et régulier; l'ulcère fournit un pus blanc et épais, l'engorgement du tissu cellulaire sous-jacent n'existe plus; anorexie, mêmes prescriptions.

Le 21, même état, quatre grains et demi d'acétate de morphine et six grains d'extrait aqueux d'opium.

Le 22 et 23, moins de propension au sommeil; la malade a plus d'énergie, la douleur du sternum est continuelle, tout mouvement rend la respiration difficile; les pupilles jouissent toujours d'une grande contractilité; pouls faible, mais régulier; même dose de morphine et d'extrait d'opium.

Du 24 au 29, même médication, l'ulcère se rétrécit, les deux tiers de sa surface sont desséchés, un point profond fournit seul un pus fétide, mais blanc et épais, un gonflement inflammatoire se développe au-dessous du skirrhe, l'ulcère est pansé avec des plumasseaux imbibés d'huile d'olive tenant de la morphine en suspension, la respiration est pénible et douloureuse.

Le 30, même état, douze sangsues au pourtour du cercle inflammatoire, cinq grains et demi d'acétate de morphine, six grains d'extrait aqueux d'opium; sueurs continuelles pendant le sommeil.

Le 1er 2 et 3 mai, faiblesse générale, quatre grains d'acétate, six grains d'extrait aqueux d'opium.

Le 4, diminution considérable de l'engorgement sous-cutané, l'ulcère se dessèche, il n'y a plus de douleur, la suppuration est blanche, fétide et peu abondante, mais l'exhalation séreuse est considérable; anorexie, sueurs nocturnes, constipation, pupilles très-contractiles, pouls faible et lent, affaissement général; l'oppression est si forte que la malade ne peut rester sur son séant; quatre grains et demi d'acétate et six grains d'opium.

Le 5, même état de l'ulcère, la prostration est plus considérable, la respiration est plus gênée; sirop d'éther à prendre par cuillerée à café d'heure en heure, orangeade pour boisson; trois grains et demi d'acétate; cinq grains d'extrait gommeux d'opium; le soir pouls petit, profond et accéléré, brisement des membres; douze grains de laudanum liquide.

Le 6, exaspération de tous les symptômes, l'ulcère est réduit au tiers de son volume, peu de suppuration, suffocation, pouls petit et tremblotant, pupilles contractées, sensibilité excessive de la vue; cinq grains et demi d'acétate de morphine, huit grains d'opium.

Le 7, amélioration générale, pouls calme et régulier, l'ulcère est plus vivace, suppuration fétide et peu abondante, la respiration est infiniment moins gênée, la malade reste six heures levée; cinq grains et demi d'acétate, huit grains d'opium; la constipation continue, moiteur pendant la nuit.

5

Du 8 au 14, respiration constamment pénible, du reste peu de variation dans tous les phénomènes morbides, cinq grains et demi par jour d'acétate de morphine, six grains d'extrait aqueux d'opium, un grain de morphine suspendu dans de l'huile d'olive et employé à chaque pansement; l'ulcère est complétement détergé, il est d'un rouge vif, la suppuration est blanche et peu fétide.

Les 15 et 16, respiration plus libre, constipation, pouls régulier, pupilles contractées, sensibilité de la vue; la malade a plus d'énergie; sueurs nocturnes pendant le sommeil, même dose d'opium.

Du 17 au 20, peu de changement, l'ulcère est toujours d'un rouge vif, la suppuration est la même; cinq grains et demi d'acétate de morphine, cinq grains d'extrait aqueux d'opium; les yeux sont toujours sensibles et les pupilles contractées, le pouls est lent et régulier.

Au 22, la respiration est très-gênée, la portion sternale du côté droit paraît plus élevée que dans l'état ordinaire, elle est très-douloureuse au toucher; l'ulcère est stationnaire; même dose d'acétate et d'extrait aqueux d'opium jusqu'au 6 juin; à cette époque les bords de l'ulcère sont engorgés et d'un rouge vif, la suppuration devient abondante; les douleurs sont vives et continuelles; le pouls est régulier; le sommeil est souvent interrompu ; hémorrhagie qui se renouvelle tous les trois à quatre jours.

Le 8, les douleurs sont atroces, l'ulcère est très-douloureux, la suppuration est triplée, les bords se renversent en dehors ; six grains d'acétate et cinq grains d'extrait d'opium, l'amélioration ne tarde pas à se manifester, les douleurs diminuent considérablement ; les sueurs nocturnes, qui avaient été suspendues, reparaissent, les pupilles sont très-contractiles, les yeux sont très-sensibles à l'action de toute lumière ; et le 10, la malade est parfaitement bien. Depuis cette époque la même dose d'acétate de morphine a été administrée chaque jour ; l'état de la malade a constamment varié ; il en a été de même de l'ulcère : il a été pansé pendant dix-huit jours avec du cérat opiacé, et pendant deux jours seulement avec du chlorure de soude très-affaibli ; mais l'inflammation que ce dernier moyen développa me força de l'abandonner, et je fus obligé dès le 4 juillet d'employer la morphine suspendue dans de l'huile d'olive ; ce dernier médicament a fréquemment diminué les douleurs ainsi que l'abondance de la suppuration ; mais le 20 juillet, tous les accidens s'exaspérèrent ; la malade était dans l'état fâcheux où elle se trouva au commencement d'avril.

Dès le 23, je supprimai l'extrait gommeux d'opium, et je donnai neuf grains par jour d'acétate de morphine; la plaie fut de nouveau pansée avec du cérat opiacé : la malade éprouva un bien-être général par cette dose de morphine, les sueurs nocturnes reparurent, les pupilles furent plus contractées ; il y eut prurit cutané et extinction de voix pendant plusieurs jours (phénomène que l'augmentation de l'acétate de morphine a souvent produit sur ma malade, ainsi que sur les animaux qui ont servi à nos expériences); il a fallu de nouveau abandonner le cérat opiacé, et le remplacer par la morphine suspendue dans l'huile d'olive. En administrant chaque jour neuf grains d'acétate de morphine, la malade conserve sa pénible existence, et l'affection du tube intestinal paraît n'avoir fait aucun progrès depuis l'usage de ce nouvel agent thérapeutique.

Mais le 24 septembre, une heure après le pansement du matin, mal-aise général, inquiétude, horripilation à laquelle succèdent la fièvre et une chaleur brûlante ; suffocation, nausées, plusieurs évacuations alvines de matières solides et d'une assez grande quantité de mucus avec des stries de sang, tenesme douloureux ; injection dans le rectum de trois grains d'extrait aqueux d'opium, nuit agitée.

J'appris le soir que le pharmacien avait substitué involontairement neuf grains d'extrait aqueux d'opium, aux neuf grains d'acétate de morphine que la malade prenait habituellement. Le 25, j'administre le sel de morphine, et les symptômes diminuent une heure après la première dose; le soir la malade est beaucoup plus calme, et le 26, elle passe une excellente journée.

Cette expérience, due à une méprise, prouve l'efficacité de l'acétate de morphine dans les affections cancéreuses, et sa supériorité sur l'extrait aqueux d'opium quoique privé de narcotine.

Le 12 octobre, tous les symptômes s'exaspèrent; une fièvre ardente se développe, la peau est brûlante; le pouls donne plus de cent pulsations par minute; la respiration est haute et courte, le moindre mouvement fait pousser à la malade des cris perçans; la constipation est remplacée par de fréquentes évacuations alvines, précédées de vives coliques et accompagnées d'excrétion de mucus parsemé de stries de sang; l'ulcère est beaucoup plus douloureux, ses bords s'affaissent tout à coup; son intérieur offre un aspect grisâtre, il exhale une odeur qui est d'une fétidité insupportable. La malade se refuse à l'augmentation de l'acétate de morphine; elle lutte pendant quatre jours contre les douleurs qui deviennent atroces. L'exhalation est si abondante qu'elle imbibe en vingt-quatre heures une livre de charpie et plusieurs serviettes; enfin le 18 octobre, les accidens s'aggravent tellement que la malade est menacée de succomber ; elle réclame les derniers secours de la religion. Ce fut alors seulement que je pus augmenter la quantité de sel de morphine ; j'en prescrivis quatre grains le matin, quatre grains à trois heures et quatre grains le soir; trois heures sont à peine écoulées depuis la première dose que les douleurs diminuent; la malade est plus calme, les évacuations alvines sont moins fréquentes ; dès le deuxième jour de larges escarres se séparent; la suppuration est abondante, la fièvre diminue; l'ulcère devient vermeil en plusieurs points, mais il reste encore très-sensible après chaque pansement; cette dose d'acétate de morphine produit une somnolence continuelle. La déglutition est douloureuse et difficile; quelques tasses de lait chaud forment tout le régime alimentaire.

Le 22, il y a une amélioration générale, et le 24, l'ulcère est complétement détergé; les bords, qui étaient calleux et dentelés, sont en partie détruits, la suppuration devient épaisse, blanche et sans aucune odeur ; cet ulcère, qui était profond, est au niveau de la peau, et les pansemens ne sont plus douloureux.

A dater du 24, je diminue les doses d'acétate, et au 29, je n'en donne plus que sept grains par jour ; tous les accidens sont dissipés, si ce n'est la difficulté de la déglutition, l'anorexie, quelques nausées, et un goût détestable dans la bouche; le pouls est parfaitement régulier, l'ulcère est déjà moins grand, la suppuration est louable et très-peu abondante.

Le 3 novembre, la malade est infiniment mieux; l'ulcère est toujours peu douloureux, la suppuration diminue; elle est si peu abondante que je ne fais qu'un pansement par jour; son étendue est diminuée d'un tiers, la malade prend des alimens; six grains d'acétate de morphine, la respiration est toujours pénible et douloureuse, la prostration des forces est considérable, et la constipation est opiniâtre.

Le 4, la dose de morphine est réduite à cinq grains; la constipation persiste jusqu'au 11, mais à dater du 13, les douleurs de l'ulcère sont vives, fréquentes et lancinantes; son angle externe ainsi que le mamelon, sont gonflés, rouges, durs et extrêmement sensibles; tout le reste de l'ulcère marche vers la cicatrisation; les douleurs qui accompagnent cette inflammation, qui se termine par la chute de plusieurs escarres, sont si atroces que je porte la dose du sel de morphine à neuf grains, et le 21 au soir la malade souffre moins, la nuit est bonne, les douleurs diminuent journellement, la suppuration est peu abondante, toute la surface de l'ulcère est d'un rouge vif; l'état calleux d'une partie de ses bords et leur renversement sont les seuls caractères cancéreux que présente cet ulcère ; la malade est dans un état très-satisfaisant, je continue les mêmes doses d'acétate de morphine.

J'ai cru devoir relater cette dernière observation dans toute son étendue, parce qu'il se présentera peu de cas assez graves pour exiger l'emploi du sel de morphine à une dose aussi élevée, et peu de faits de pratique où l'on puisse mieux observer tous les phénomènes morbides que détermine ordinairement cette substance médicamenteuse ; on peut également se convaincre, par l'ensemble de ces mêmes phénomènes, que dix grains de ce médicament héroïque, pris dans une journée, ont procuré plus de calme que vingt-cinq grains d'extrait aqueux d'opium débarrassé de narcotine ; on trouvera peu d'expériences comparatives aussi complètes que celles qui sont consignées dans cette observation ; on voit combien il a fallu varier les quantités de sel de morphine, et tâtonner, pour ainsi dire, avant d'arriver à une dose convenable, qui, sans enrayer complétement la marche d'une maladie essentiellement mortelle, pût la maintenir dans un état stationnaire, et qui ne compromît pas l'existence de la malade ; je crois y être parvenu en donnant journellement neuf grains de sel de morphine, et en en appliquant un grain dans l'ulcère ; son action sédative a été si puissante chez ma malade, que depuis l'emploi de ce calmant il ne s'est développé aucune sur-excitation abdominale, ainsi que cela avait lieu avant son usage.

Ce fait de pratique prouve d'une manière incontestable que la morphine est la partie la plus active, c'est-à-dire la plus calmante de l'opium, et que le sel de morphine exerce une influence constante sur la circulation générale, ainsi qu'on peut s'en convaincre par tous les faits que j'ai relatés ; je borne là mes corollaires, et je me garde bien d'en tirer l'induction que la morphine soit la seule partie active de l'opium ; mais cet alcali doit-il être considéré comme un poison ? dans son acception rigoureuse, le mot poison désigne une substance qui donne la mort à la dose de quelques grains, et certes nos observations et nos expériences sont loin de présenter de pareils résultats ; si l'on veut étendre cette signification aux substances qui déterminent des accidens plus ou moins graves, alors tous les médicamens énergiques, jouissant de cette propriété, devront être considérés comme des poisons ; mais je m'arrête, puisque je ne dois m'occuper que de la morphine. Cette seconde question que je me propose d'examiner, m'a paru si délicate, qu'elle a besoin d'être traitée avec une circonspection toute particulière. Si on analyse avec soin les nombreuses expériences tentées par des savans distingués, on y trouve la preuve que plusieurs animaux ont succombé à l'action de l'acétate de morphine, quoique ce sel eût été administré à des doses très-modérées, et que d'autres animaux n'ont éprouvé que de légers symptômes d'empoisonnement; aussi ces divers expérimentateurs ont été d'autant plus réservés dans la solution de cette importante question, qu'ils se sont contentés de dire que l'acétate de morphine était un poison semblable à l'extrait aqueux d'opium; un pareil corollaire est déjà très-rassurant, puisque les praticiens pourraient employer l'acétate de morphine avec autant d'assurance que l'extrait aqueux d'opium, et certes, les empoisonnemens produits par ce dernier médicament, lorsqu'un médecin le prescrit, sont excessivement rares; à la vérité, la plupart des expériences d'après lesquelles on a tiré une pareille conclusion, n'offrent pas toute la conviction désirable: les cinq sixièmes des animaux qui ont été soumis à l'action de l'acétate de morphine étaient fort jeunes, et la plupart très-faibles; or, supposer que ce médicament produira sur l'homme les mêmes phénomènes que sur ces animaux, c'est s'exposer à tomber dans de graves erreurs: en effet, que penser d'un homme de l'art qui, pour déterminer l'action d'une substance médicamenteuse sur l'économie animale, ne tenterait des essais que sur des enfans ; le praticien judicieux se défierait des résultats qu'un pareil expérimentateur indiquerait, et il aurait d'autant plus de raison que, sans sortir du sujet que je traite, il me suffira de rappeler combien l'action des opiacés est active chez les enfans, et avec quelle réserve on doit les leur administrer; eh bien! presque toutes les expériences faites avec l'acétate de morphine, sont entachées de ce vice capital. Je crois qu'on a trop exagéré les accidens que ce sel peut déterminer sur l'économie animale. Qu'on l'administre à des animaux dont l'énergie vitale et la tonicité des tissus se rapprochent de celles de l'homme, et on sera bientôt convaincu combien les résultats de semblables expériences seront différens de ceux obtenus sur des animaux jeunes et débiles; l'énorme chien sur lequel j'ai expérimenté est une preuve de ce que j'avance; personne, que je sache, n'a administré au même animal cent quatre-vingt-un grains d'acétate de morphine dans le court espace de trente-six heures, et cependant les symptômes d'empoisonnement ont été d'autant plus légers que, vingt-quatre heures après la dernière dose de sel de morphine, l'animal jouissait de la même énergie qu'avant l'expérience, quoique les phénomènes stupéfians qu'il a éprouvés après la première injection, soient parfaitement analogues à ceux observés par M. Orfila, sur les animaux soumis à l'influence d'une forte dose d'extrait d'opium; ce résultat doit paraître d'autant plus étonnant, que j'ai introduit dans le rectum cent huit grains d'acétate de morphine, et chacun connaît l'activité de l'absorption intestinale.

Cotunni, dans son ouvrage *de Ischiade nervosa*, dit que l'opium injecté en lavement, peut avoir plus d'efficacité que de toute autre manière; et M. Orfila affirme également que les effets de l'*opium* sont en général plus marqués lorsqu'on l'injecte en lavement que lorsqu'on l'introduit dans l'estomac; il ajoute que son injection dans l'*anus* est constamment suivie de vomissemens prompts et réitérés, ainsi que de mouvemens convulsifs; ces phénomènes ne se sont point développés sur mon chien, et je regrette que ce célèbre professeur ne se soit pas déterminé à injecter de l'acétate de morphine dans le *rectum* de quelques animaux, afin de s'assurer si, introduit par cette voie, il produit les mêmes symptômes qu'ingéré dans l'estomac. Les faibles accidens qu'a éprouvés l'animal sur qui j'ai expérimenté, quoiqu'il eût pris une énorme dose d'acétate de morphine, confirment l'opinion que *Ridolphi* avait émise avant qu'aucun expérimentateur français eût fait des essais avec l'acétate de morphine; car, dans un mémoire qu'il a fait insérer, en 1817, dans le journal de *Brugnatelli*, ce chimiste, après avoir signalé les acides en général, et notamment l'acide acétique, comme le meilleur antidote de la morphine, assure qu'on peut impunément faire avaler à divers animaux les combinaisons de cet alcali ; ce qui me porte à croire que *Ridolphi* n'a point expérimenté sur des animaux jeunes et faibles, mais bien sur des animaux forts et vigoureux, comme celui sur qui nous avons opéré ; il résulte néanmoins des nombreuses expériences faites en France, que *Ridolphi* aurait été trop loin, et qu'on ne pourrait administrer des hautes doses d'acétate de morphine, soit à l'homme soit aux animaux, sans s'exposer à produire des accidens plus ou moins graves, et même la mort ; il en est cependant sur lesquels ce sel sédatif ne produit que des symptômes passagers, ainsi que je viens de l'exposer, et la malade de la septième observation prouve évidemment qu'on peut administrer ce médicament à des doses élevées, continuées même pendant long-tems, sans produire l'empoisonnement ; il est pourtant une considération que je ne dois pas passer sous silence, c'est la modification que l'état morbide des organes exerce sur l'action des substances vénéneuses ; telle substance peut empoisonner l'homme sain, et devenir un excellent médicament chez l'homme malade, et les expériences faites sur les animaux ne pourront jamais faire apprécier cette différence si importante dans la pratique de la médecine : enfin, si je compare les effets variables de l'acétate de morphine aux effets constans de certains poisons végétaux, j'acquiers encore une nouvelle preuve que ce sel n'est pas aussi vénéneux qu'on a cherché à le persuader; quelle différence entre l'action de la morphine et celle de la strychnine, de la bruccine, et de l'acide hydrocianique, etc.; certes on n'administrera jamais aucun de ces poisons à une aussi haute dose que l'acétate de morphine sans produire la mort, et l'action de ces derniers poisons est si active qu'il seront aussi funestes à l'homme sain, qu'à l'homme malade, ce qui m'autorise à conclure que l'acétate de morphine, prescrit convenablement, même à haute dose, est un médicament précieux, et qu'il ne peut devenir funeste qu'autant qu'il sera donné outre mesure et administré par des mains inexpérimentées. J'en excepte néanmoins certaines idiosyncrasies dont la susceptibilité nerveuse est telle, que la moindre dose d'acétate de morphine détermine des accidens. Une dame âgée de 40 ans n'a pu en supporter un tiers de grain par jour, donné en trois fractions, à cinq heures d'intervalle d'une fraction à l'autre; elle éprouvait à la seconde dose un tremblement général, accompagné d'un malaise qui se terminait par une lipothymie.

En calculant la quantité de sel de morphine qu'a pris la malade qui fait le sujet de la septième observation, on ne peut méconnaître combien l'état morbide diminue l'énergie des médicamens actifs; car, depuis le 17 mars jusqu'au 28 novembre, j'ai administré vingt-un gros d'acétate de morphine, sans que la malade ait jamais éprouvé le moindre symptôme d'empoisonnement; ce médicament me paraît d'autant plus convenable dans les affections cancéreuses, que son usage chez ma malade a, pour ainsi dire, arrêté le développement de la cachexie cancéreuse. Depuis son administration, l'affection locale est restée stationnaire; le tube digestif a non-seulement perdu son excessive sensibilité; mais le mouvement péristaltique a été presque annullé; car la malade n'évacue plus que par regorgement, et cet effet si salutaire pour la conservation de ses jours, n'avait pu être obtenu complétement par des fortes doses d'extrait aqueux d'opium; aussi les intestins n'ont plus été exposés à des sur-excitations qui plus rapprochées n'auraient pas manqué d'amener la dégénérescence, la fièvre lente et tous les symptômes qui annoncent la prochaine destruction des individus qui sont dans cet état affreux. L'ulcère cancéreux, qui est constamment accompagné d'atroces douleurs, a été long-tems peu sensible depuis l'emploi de la morphine, et la circulation a été tellement influencée par ce sel, que le pouls est resté presque constamment lent et très-régulier. Ce fait de pratique si rare par son étonnante chronicité m'a mis également à même de m'assurer si l'huile d'olive neutralise moins l'action vénéneuse de la morphine que les acides, et si elle dissout la morphine ainsi que l'annonce M. *Orfila*; car dans sa dix-septième expérience, il assure que deux grains de morphine, dissouts dans l'huile d'olive et injectés dans le tissu cellulaire, ont suffi pour faire périr un chien robuste dans l'espace de dix heures. On a vu chez ma malade que depuis le 29 avril j'ai introduit chaque jour dans le fond de l'ulcère un grain de morphine suspendu dans un gros d'huile d'olive (1), ce qui porte la dose de la morphine ab-

(1) Pour établir d'une manière positive la faculté dissolvante de plusieurs huiles fixes par rapport à la morphine, nous avons pris une quantité déterminée de chacune, et nous l'avons fait bouillir avec un poids aussi déterminé de morphine, que nous savions d'avance être au-delà de ce que l'huile pourrait en dissoudre. Après avoir laissé réfroidir l'huile, nous l'avons filtrée avec soin et traitée à plusieurs reprises par de l'eau acide ; les eaux de lavage réunies ont été évaporées, et l'ammoniaque qui y a été versée pour saturer l'acide, n'a fait naître aucun précipité.

D'une autre part, la morphine restée sur le filtre, reprise par l'eau acide, et précipitée de cette solution par l'ammo-

sorbée jusqu'à ce jour à deux gros et quatre grains, et cependant aucun symptôme d'empoisonnement ne s'est manifesté; seulement la suppuration a été beaucoup moins abondante que dans l'état ordinaire de ces genres d'ulcères; les deux tiers de son étendue ont été long-tems comme desséchés, mais aujourd'hui cet ulcère est d'un rouge vif, et chaque pansement est fort douloureux. Peut-être qu'une pareille expérience faite sur l'homme sain serait suivie d'accidens plus graves.

J'ai dû borner là mes essais thérapeutiques, et ne tenir aucun compte des expériences faites sur

---

niaque a représenté le poids connu de la substance, à l'exception d'une différence si faible, qu'elle n'a pu être attribuée qu'à une perte inévitable dans une opération de cette nature.

Nous avons fait cette expérience avec l'huile d'olive, avec l'huile d'amandes douces et avec celle d'œillette, et les résultats ont été les mêmes.

Il resterait, pour démontrer jusqu'à l'évidence l'insolubilité de la morphine dans l'huile, d'administrer à des animaux une quantité d'huile qui aurait subi un contact prolongé avec la morphine, et qu'on aurait filtrée avec toute la précaution possible.

Nous sommes portés à croire que l'huile n'aurait pas d'action délétère, ce qui confirmerait la théorie. Ces expériences infirment l'opinion de M. *Orfila*, sur la solubilité de la morphine dans l'huile.

les animaux vivans, par le moyen d'injection de morphine dans le tissu cellulaire sous-cutané, dans les veines, ou sur la plèvre, parce que le médecin cliniste n'emploiera jamais de pareils procédés, de quelque nature que soit l'affection morbide qu'il aura à traiter. Je considère toutes ces expériences comme curieuses et ingénieuses, mais nullement utiles pour la pratique médicale.

Enfin, plusieurs expérimentateurs se sont convaincus qu'on peut donner aux animaux l'acétate de morphine à des doses élevées sans produire d'empoisonnement; je me contenterai de citer parmi eux M. Barthélemy de l'école d'Alfort; il a donné à des chevaux l'acétate de morphine par gros sans produire le moindre accident; et M. le docteur *Ségulas* a administré à des chiens de très-fortes doses de sel de morphine sans empoisonner ces animaux. Si je ne craignais de blesser les convenances, et d'être considéré comme un frondeur, j'avouerais que, d'après tous ces faits, la plupart des empoisonnemens produits par de faibles doses de morphine, ont laissé dans mon esprit un doute plus que philosophique sur leur parfaite exactitude; mais je me contente de déclarer que nos expériences me déterminent à embrasser sans aucune restriction l'opinion de *Ridalphi*, relativement à l'action de l'acétate de morphine sur les animaux; car je suis intimement persuadé que, si on administrait à l'homme sain ou malade, de si fortes doses de sel de morphine qu'aux animaux, on produirait indubitablement des empoisonnemens mortels. Ce qui me détermine à émettre une opinion aussi positive, c'est qu'à l'exception de la malade de la septième observation, je n'ai pu administrer plus de trois grains d'acétate de morphine par jour, sans produire un état de narcotisme, qui m'a forcé de diminuer la dose.

Après avoir démontré que la morphine est la partie la plus calmante de l'opium, que l'acétate de morphine n'est pas un poison aussi actif qu'on le croyait, et que ce sel exerce une influence constante sur la circulation générale, il me reste à examiner si, à l'aide de quelque procédé chimique, on peut parvenir à déceler la présence de la morphine après la mort, soit chez l'homme, soit chez les animaux qui ont pris une certaine quantité de cet alcali.

Plus j'avance dans la tâche que je me suis imposée, et plus les obstacles se multiplient. Les difficultés que présente la solution de cette troisième question sont si grandes, que j'ai médité long-tems avant d'oser l'aborder; il a fallu que la sécurité de la société y fût intéressée pour entamer une discussion dont les résultats n'ont offert jusqu'à ce jour que des présomptions; tandis qu'il serait indispensable de ne présenter que des données positives et invariables, surtout lorsque ces résultats peuvent seuls, en cas d'empoisonnement, éclairer la conscience des jurés, et les mettre à même d'acquérir la conviction que l'emploi de telle ou telle substance vénéneuse a dû déterminer la mort. Cet objet important paraît être exclusivement du ressort de la chimie; mais si cette science, si féconde en moyens explorateurs, si riche en procédés, et si exacte en analyse, laisse encore quelques doutes sur le sujet que je traite, j'ai pensé que la séméiotique pourrait concourir à éclaircir ces doutes et offrir des probabilités tout-à-fait convaincantes.

Parmi les chimistes qui ont analysé les liquides de plusieurs animaux succombés sous l'influence de la morphine, les uns ont avancé avoir reconnu la présence de cet alcali dans le sang, les autres dans l'urine, d'autres enfin dans l'appareil digestif; avant d'examiner si les résultats énoncés peuvent-être contestés, je ferai remarquer que les expériences de MM. Vauquelin et Dublanc les infirment; et il serait difficile d'analyser avec plus de soin les matières contenues dans le tube digestif de *Cousin*, que ces deux chimistes ne l'ont fait : ils ont employé tous les réactifs nécessaires sans avoir découvert la moindre trace de morphine, chez un individu qui a succombé une heure après avoir pris la dernière cuillerée d'une potion de quatre onces qui tenait en dissolution trois grains d'acétate de morphine, et personne, que je sache, n'a encore fait une application aussi générale de la chimie à ce genre de recherches que M. Dublanc; car il a analysé le sang artériel, le sang des veines caves, celui de la veine porte, la bile, l'urine, et tout ce que contenait de solides et de liquides l'appareil digestif d'un chien auquel nous avions administré cent quatre-vingt-cinq grains d'acétate de morphine. Si, en employant les mêmes procédés et les mêmes réactifs que les autres chimistes, et si, en expérimentant sur un animal qui avait été, pour ainsi dire sursaturé de sel de morphine, M. Dublanc n'est point parvenu à découvrir la présence de la morphine, comment ne pas être frappé des résultats différens et positifs qu'on assure avoir obtenus en analysant les liquides de plusieurs animaux succombés à l'administration de six, huit ou douze grains au plus d'acétate de morphine? De pareilles expériences devaient faire naître le désir de les réitérer, afin de s'assurer, soi-même, si on pourrait obtenir des résultats semblables qui résoudraient complétement alors la question que je traite. Mes doutes étaient d'autant plus fondés, que toutes les recherches de M. Dublanc avaient été jusqu'alors sans succès, et, pour ainsi dire, en pure perte, comme on peut s'en convaincre par tout ce qui précède. Étonné lui-même de n'avoir à tirer que des conséquences négatives de ses analyses, il crut pouvoir assigner, comme une cause d'erreur, la complication du procédé analytique employé; il dirigea son attention sur la recherche d'un moyen plus simple et non moins exact; la propriété de précipiter les matières animales qui appartient à la teinture alcoolique de noix de galle, lui parut susceptible de recevoir ici une utile application, et être propre à éviter toutes les réactions qu'exige l'emploi des sels métalliques; mais, pour rendre la théorie profitable à l'expérience, il devint important d'estimer l'action réciproque de la teinture alcoolique de noix de galle et des sels de morphine; en conséquence M. Dublanc examina de quelle manière se comportait la teinture de noix de galle à l'égard des sels de morphine; il vit qu'elle troublait les solutions de ces sels les plus étendues, et qu'elle indiquait même la morphine en solution dans l'eau: ce résultat lui parut si important qu'il l'annonça à l'Institut le 26 janvier 1824, établissant par calculs le rapport de sensibilité de ce réactif comme 1,000 à 10. M. Vauquelin, nommé rapporteur par cette savante société, en confirmant les faits énoncés par M. *Dublanc*, trouva ce réactif encore plus sensible, et en exprima le rapport comme 1,000 à 15. Après avoir ainsi constaté l'action de la noix de galle sur les sels de morphine, et trouvé un réactif si sensible pour indiquer la présence de l'alcali de l'opium, M. Dublanc chercha à découvrir le moyen de séparer les précipités de morphine, de ceux de matières animales que la noix de galle formerait dans les liquides et dans les matières animales où l'on pourrait soupçonner leur coexistence; dans une suite de travaux qu'il entreprit à cet effet, il fut à même d'observer que les précipités formés de morphine et des principes de la noix de galle, étaient dissous par l'alcool, tandis qu'au contraire les précipités de matières animales et de noix de galle recevaient un surcroît de cohésion par la présence de l'alcool; de là se présentait de lui-même le moyen de séparation des deux principes. Restait à détruire la combinaison entre la morphine et le principe de la noix de galle : la gélatine remplit parfaitement cette condition.

Le mémoire qui contient les expériences de M. Dublanc fut lu à la Section de Pharmacie de l'Académie de médecine; elle nomma pour rapporteurs MM. Vauquelin et Pelletier, et ce fut devant ce dernier que M. Dublanc répéta ses expériences; il mit un grain d'acétate de morphine dans quatorze onces de sang humain, et, à l'aide de son procédé, il démontra la présence de la morphine par le contact de l'acide nitrique.

Il mit également un grain d'acétate de morphine dans quatorze onces d'urine; mais les phénomènes furent moins marqués à cause de la quantité d'*urée* avec laquelle la morphine devait se rencontrer, et qui s'opposait à ce que l'action de l'acide nitrique sur la morphine devînt aussi sensible que dans l'expérience précédente.

L'opinion de MM. Vauquelin et Pelletier est d'un trop grand poids dans la question qui m'occupe pour ne pas la faire connaître; et, pour ne point l'affaiblir, je vais rapporter leurs propres expériences.

En rendant compte de l'expérience que M. Dublanc a faite avec l'urine, MM. les rapporteurs disent : « La présence de l'urée, substance so-
» luble dans l'alcool précipité par l'acide ni-
» trique, masquait en partie les phénomènes;
» avec le sang, ils étaient plus apparens; toute-
» fois vos commissaires croient pouvoir assurer
» en conscience qu'ils ont presque toujours re-
» connu la morphine, parce qu'ils étaient pré-
» venus en faveur de son existence dans les li-
» quides sur lesquels on agissait, parce qu'une
» erreur de leur part, provenant de cette préven-
» tion, ne pouvait porter préjudice ni à la société,
» ni à aucun individu; mais s'il s'agissait d'un
» empoisonnement, peut-être n'oseraient-ils s'en
» rapporter à ce qui dans le fait n'est encore que

» des apparences; peut-être, s'ils étaient devant
» un jury, devraient-ils assurer qu'ils n'ont pas
» trouvé de morphine; et en effet, sur quoi ba-
» seraient-ils leur réponse si elle était affirma-
» tive? sur la précipitation par la noix de galle,
» et la dissolution subséquente dans l'alcool?
» mais tous les alcalis végétaux partagent cette
» propriété; sur la couleur rouge produite par
» l'acide nitrique concentré? mais la *bruccine*,
» la *strychnine* non purifiées jouissent de cette
» propriétés que présente aussi l'acide urique;
» non que nous voulions dire que la *bruccine*,
» la *strychnine* et la morphine ne peuvent être
» distinguées entr'elles. On parvient toujours à
» cette distinction par l'ensemble de leurs pro-
» priétés lorsqu'on a des quantités assez grandes
» pour pouvoir les soumettre à une série d'expé-
» riences; nous voulons seulement dire qu'en
» agissant sur des quantités aussi faibles que
» celles qu'on peut probablement rencontrer,
» quand on agit sur des liquides recueillis par
» suite d'empoisonnement, la chimie ne nous pa-
» raît pas encore avoir des moyens assez actifs
» pour qu'on puisse prononcer d'une manière
» positive sur la présence de tel ou tel poison
» végétal. »

Telles sont les conclusions rigoureuses que ces deux chimistes distingués ont tirées des expériences de M. Dublanc; elles laissent dans l'esprit une espèce d'incertitude sur les résultats qu'ils ont obtenus; et on serait tenté de croire que les deux liquides animaux qu'ils ont analysés, n'ont présenté que des phénomènes douteux de la présence de la morphine. Mais, je dois le dire, sans vouloir assigner au procédé de M. Dublanc une supériorité sur les autres, on est forcé de convenir que des opérations si délicates exigent tant de précautions et de soins qu'elles veulent, pour être exactes, qu'on leur accorde le tems nécessaire, et celles de MM. les rapporteurs ont été faites avec une précipitation qui a pu nuire à leur succès complet; c'est ce que M. Dublanc a été plusieurs fois à même de constater en obtenant lui-même des résultats positifs de semblables expériences; et, s'il en était autrement, de quelle utilité serait un pareil procédé? Quant au doute que MM. les rapporteurs conserveraient sur l'existence de la morphine, s'ils émettaient leur opinion dans un rapport juridique, il me paraît d'autant plus juste et d'autant plus fondé que, la couleur rouge produite par le contact de l'acide nitrique concentré, étant un phénomène commun à trois substances différentes, il serait difficile, sans autres documens, d'affirmer laquelle des trois substances a été administrée. Je passe sous silence ce qui est relatif à l'acide urique, parce qu'étant insoluble dans l'alcool, il ne peut être rencontré en présence avec la morphine dans le procédé de M. Dublanc; je pense néanmoins qu'un pareil rapport juridique ne doit pas être exclusivement basé sur le résultat de recherches chimiques, à moins qu'on ne parvienne à obtenir la morphine en cristaux, et je me contenterai, pour le moment, de faire observer que l'analyse chimique ne suffit pas toujours dans l'espèce d'empoisonnement dont il est question, pour prononcer positivement que tel ou tel poison a déterminé la mort. Mais si des hommes aussi habiles et aussi exercés dans ces genres d'analyses, éprouvent encore quelques doutes sur la présence de la morphine déposée par avance dans des liquides animaux, combien deviendra pénible l'embarras du médecin légiste, qui, chargé d'un rapport juridique, ignorera l'espèce de poison qui aura été administré, surtout si, dans le cas qui nous occupe, il n'obtient de ses recherches que des résultats semblables à ceux que MM. Vauquelin et Pelletier ont obtenus! Sa position serait d'autant plus difficile, s'il prononçait d'après ces seuls documens, qu'il ne pourrait émettre qu'une opinion hasardée, et, en matière criminelle, il ne faut que des opinions positives, fondées sur les preuves les plus irrécusables. J'avoue que les réticences que renferme le rapport de ces deux savans professeurs de chimie m'inspirèrent tant d'incertitude, que j'eusse renoncé à mon travail, si le mémoire de M. Lassaigne, qui parut à la même époque, n'eût ranimé mon courage; les résultats qu'il énonce me séduisirent, et je résolus de tenter un nouvel essai, qui ne devait avoir pour objet que la troisième question dont je m'occupe.

Le 2 juillet 1824, un chien d'environ cinq ans, ayant deux pieds sept pouces de longueur, et deux pieds huit pouces d'envergure, se réfugia dans le laboratoire de M. Dublanc ; l'animal me parut malade, car il resta blotti dans un coin; il refusa tout aliment, excepté un peu de lait; après vingt-quatre heures de diète, je lui ingérai dans l'estomac une dissolution de vingt-quatre grains d'acétate de morphine.

Un abattement général, de la somnolence, une abondante salivation, deux ou trois nausées, la contractilité des pupilles à l'approche d'une lumière, de l'altération dans la voix, la rétention d'urine, la constipation, et une espèce de paralysie du train de derrière furent les symptômes qu'éprouva l'animal; il refusa tout aliment.

Le 4 juillet, ingestion dans l'estomac de quarante-huit grains d'acétate de morphine; les symptômes ci-dessus sont moins prononcés, excepté la constipation et la rétention d'urine; refus de toute nourriture.

Le 5 juillet, ingestion dans l'estomac d'un gros d'acétate de morphine ; les symptômes d'empoisonnement sont encore moins prononcés que la veille.

Dix-neuf heures après cette dernière dose de morphine, l'animal paraît dans son état naturel, il aboie et se soutient parfaitement. Je le fis périr, et douze heures après, je procédai à l'autopsie: je ne trouvai aucune altération, si ce n'est un épanchement de sang dans le péricarde, dont la plus grande partie formait un caillot.

Analyse chimique (1).

Après avoir séparé des matières animales recueillies dans l'estomac et les intestins du chien les parties les plus grossières, on les fit évaporer avec soin, jusqu'à ce qu'elles continssent le moins possible de liquide; on les a ensuite traitées par l'alcool à trente-six degrés pour isoler la plus grande quantité de matières animales insolubles dans ce liquide, telles que l'albumine, la fibrine, et avoir le moins possible de ces matières avec la morphine, dont la présence était soupçonnée ; on a

---

(1) Dans cette analyse, M. Dublanc a été secondé avec zèle et intelligence par M. Cheylack, élève en pharmacie.

évaporé l'alcool avec précaution jusqu'à siccité, pris le résidu par l'acide acétique étendu pour dissoudre le peu de matière animale et la morphine; ce *solutum*, dont le trop grand excès d'acide a été neutralisé par l'ammoniaque liquide, a été traité par le sous-acétate de plomb, jusqu'à ce qu'il ne se formât plus de précipité dans la liqueur afin d'éliminer les matières animales et isoler la morphine; le liquide filtré a été soumis à un courant de gaz hydrogène sulfuré pour faire passer à l'état de sulfure l'excès de sel de plomb employé; on a filtré pour séparer ce sulfure, et on a évaporé en partie le liquide pour chasser l'excès d'hydrogène sulfuré resté en solution; on a précipité, par la teinture alcoolique de noix de galle, la petite quantité de matière animale échappée à l'action des sels métalliques et la morphine; on a filtré pour avoir le précipité qu'on a traité par l'alcool pour isoler la morphine qui y avait été justement soupçonnée, puisque des cristaux bien distincts se sont formés; on les a soumis à l'action de l'acide nitrique concentré, qui a confirmé le succès de l'expérience.

On a fait ensuitebouillir l'estomac et les intestins grêles; le produit de l'ébullition ayant été traité par le même procédé, le contact de l'acide nitrique concentré a démontré la présence de la morphine; mais on n'a point obtenu cet alcali cristallisé ; une certaine quantité de sang veineux et de sang artériel, ayant été analysée avec soin, le résultat a été négatif.

Il serait difficile de trouver un animal qui fût dans une situation plus favorable pour expérimenter que le dernier chien dont nous nous sommes servis ; état maladif, vacuité du tube digestif, âge, stature, tout concourait à faire concevoir l'espoir qu'on obtiendrait des résultats favorables, et l'analyse chimique a rempli notre attente. En procédant à cette expérience, nous avons mis à profit la méthode de M. Lassaigne, qui consiste à faire bouillir l'estomac, et à analyser le produit de cette ébullition ; par ce procédé simple, nous avons, comme lui, obtenu des indices de la présence de la morphine, mais non cristallisée.

Le travail de cet habile chimiste, que j'ai lu avec toute l'attention qu'il réclame, ne m'a pas paru présenter des résultats aussi positifs qu'on avait lieu de l'espérer, surtout d'après le titre de son mémoire. Sur cinq analyses chimiques, faites avec un soin scrupuleux, l'acide nitrique a signalé la présence de la morphine dans les liquides de l'estomac de trois animaux qui avaient été soumis à l'influence du sel de morphine sans y avoir succombé. On a injecté quinze grains d'acétate de morphine tant dans l'œsophage que dans le rectum d'un gros chat; il meurt trois heures après, et l'analyse chimique n'a fait découvrir aucune trace de morphine ; enfin l'expérience qui paraît la plus concluante est la suivante.

Douze grains d'acétate de morphine sont injectés dans l'œsophage d'un chat de quatre mois ; cinq minutes après, vomissement d'environ trois onces de liquide, dans lequel on a trouvé trois grains de morphine cristallisée; l'animal a survécu. Ce résultat chimique n'offre rien de concluant, parce que le médicament n'est pas resté assez de tems dans l'estomac pour que l'absorption ait eu lieu ; ce qui a été rejeté n'était donc qu'une partie de la dissolution de l'acétate de morphine ingérée et mêlée à un peu de matière animale ; il était donc impossible de ne pas retrouver cet alcali, comme on le retrouverait chez un individu qui vomirait la même substance, cinq minutes après son administration ; mais on ne peut pas inférer de là, qu'on découvrira la morphine cristallisée dans les liquides de l'estomac d'un individu ou d'un animal qui aurait succombé sous l'action de cet alcali. Je pense néanmoins que M. Lassaigne a rendu un grand service à la science en indiquant des moyens propres à faire reconnaître l'empoisonnement par l'acétate de morphine. Si on fait bouillir l'estomac et même les intestins d'un animal qui a pris une certaine quantité de sel de morphine, on est presque toujours sûr d'obtenir par ce procédé une liqueur qui, convenablement traitée, décélera la présence de la morphine; et c'est déjà une demi-conviction pour atteindre le crime. Quant au louable espoir manifesté par M. Lassaigne, qu'on parviendra à découvrir la morphine dans le sang de la veine *cave*, il se trouve complétement déçu par le résultat négatif de la deuxième analyse faite par M. Dublanc. Les diverses expériences que nous avons faites m'autorisent à avancer que toutes les fois que l'acétate de morphine sera absorbé, on ne le retrouvera plus sous forme de cristaux, ni dans aucun des liquides animaux, ni même dans aucun tissu. Il me paraît démontré que, pendant l'absorption, ce sel devient tellement diffusible, que l'agrégation de ses molécules intégrantes est détruite, et je doute fort qu'on parvienne à trouver des réactifs assez puissans pour donner à ces mêmes molécules, ainsi divisées, le degré de cohésion nécessaire pour les reproduire sous forme de cristaux; ce qui me porte à croire que chaque fois qu'on obtiendra, par l'analyse chimique des liquides de l'estomac, quelque peu de morphine cristallisée, c'est que cette quantité n'aura pas encore été absorbée; hors ce cas-là, on ne la trouvera que dissoute, et seulement appréciable par la couleur rouge de sang que produit son contact avec l'acide nitrique. Si cette théorie est fondée, ainsi que le prouvent nos expériences, on sentira combien il est important, pour obtenir de la morphine cristallisée chez les individus qui succomberaient à son action, de procéder le plus tôt possible à l'autopsie cadavérique; car je suis convaincu que, malgré que le cerveau, les poumons et le cœur, qui constituent le trépied de la vie, aient cessé leurs fonctions, l'absorption continue encore quelque tems; et plus on laissera écouler de momens après la mort pour procéder à l'autopsie, et moins on devra espérer obtenir de morphine en cristaux, quel que soit le procédé chimique qu'on emploie. Cette présomption est fondée sur les faits suivans. Le cadavre de l'individu de la cinquième observation, et celui du premier animal qui a servi à nos expériences, n'ont été ouverts que vingt-sept heures après la mort, et nous n'avons découvert par l'analyse aucune trace de morphine; tandis que, l'ouverture du deuxième animal ayant été faite onze heures après la mort, nous avons obtenu de la morphine cristallisée, et encore de la morphine dissoute (1). A la vérité,

(1) Mais ce fait ne résulterait-il pas de la différence apportée dans les résultats par le mode d'analyse? ce que l'on

le nombre des cristaux que nous avons obtenus est peu en rapport avec les doses de sel de morphine administrées, puisque j'ai ingéré dans l'estomac de l'animal deux gros d'acétate de morphine. Or, il est plus que probable que, si nous eussions attendu vingt-quatre ou vingt-sept heures après la mort, pour procéder à l'ouverture, les résultats chimiques eussent été aussi négatifs que dans les deux précédentes expériences. Je dois également faire remarquer que le peu de cristaux de morphine que nous avons trouvé, semble prouver la justesse de l'opinion émise par MM. Vauquelin et Pelletier, savoir, que les liquides recueillis chez les individus empoisonnés par l'acétate de morphine, la strychnine, ou la bruccine, n'en contiendront pas suffisamment pour qu'il soit possible de les soumettre à une série d'expériences pour reconnaître chaque substance séparément. Quoique, rigoureusement parlant,

---

serait porté à croire en considérant que le réactif dont la sensibilité a été démontrée par M. Dublanc, est à celle de l'ammoniaque dont on s'est servi dans les premières analyses, : : 30 : 1, en sorte que, n'ayant trouvé cette dernière fois qu'un grain et demi ou environ de morphine, on n'aurait pu avoir, se servant de l'ammoniaque, qu'un vingt-deuxième de grain, quantité qui ne peut être appréciable.

cette assertion paraisse exacte, l'expérience démontre néanmoins d'une manière positive que la couleur rouge de sang produite par le contact de l'acide nitrique à froid, ne peut signaler que la présence de la morphine, de la strychnine, ou de la bruccine, et non celle de l'acide urique; de manière qu'on pourrait déjà affirmer, par ce phénomène général, que l'individu a succombé à l'action de l'un de ces trois poisons. Mais si on ajoute à cette même couleur rouge de sang, de l'hydrochlorate d'étain, on parvient facilement à obtenir des indices positifs sur la présence de chacun de ces trois alcalis.

Si on met en contact de la strychnine avec de l'acide nitrique à froid, il se forme une belle couleur rouge; et si on ajoute de l'hydrochlorate d'étain, la couleur rouge disparaît à l'instant, et le mélange reste presqu'incolore.

Si on verse de l'acide nitrique sur de la bruccine, il se développe une couleur rouge de sang; et si on ajoute de l'hydrochlorate d'étain, la couleur rouge disparaît à l'instant; et elle est remplacée par une couleur légèrement violacée.

Si on met en contact de la morphine avec de l'acide nitrique, on obtient la même couleur rouge de sang qu'avec la bruccine, et si on verse de l'hydrochlorate d'étain, la couleur rouge disparaît, mais plus lentement qu'avec les deux autres alcalis, et elle se transforme en une couleur fauve (1).

Enfin l'acide nitrique, mis en contact avec l'acide urique, produit bien le même phénomène qu'avec les trois alcalis végétaux ci-dessus, mais d'une manière différente.

Si on met ce dernier acide en contact avec l'acide nitrique, il en résulte une liqueur incolore; si on expose ce mélange à une douce chaleur pour faire évaporer l'acide nitrique, il se forme une couleur jaune, et ensuite une couleur rouge, qui devient d'autant plus intense que l'on con-

(1) Nous avons réitéré plusieurs fois les mêmes expériences et nous avons toujours obtenu les mêmes résultats; et comme il nous a paru important d'offrir des données positives sur un objet aussi important, nous avons voulu apprécier la quantité de chaque substance.

En versant six gouttes d'acide nitrique sur un demi-grain d'acétate de morphine, il s'est développé à l'instant une couleur rouge presque orangée; en y ajoutant treize gouttes d'hydrochlorate d'étain, composé d'une partie de chlorure d'étain pour huit parties d'eau, le mélange a présenté une belle couleur fauve. Un demi-grain de strychnine, avec six gouttes d'acide nitrique, a produit la même couleur rouge; et par l'addition de treize gouttes d'hydrochlorate d'étain, le mélange est devenu presqu'incolore. Enfin six gouttes d'acide nitrique, versées sur un demi-grain de bruccine, ont produit une couleur rouge de sang très-intense; et en ajoutant treize gouttes d'hydro-chlorate d'étain, la couleur rouge s'est transformée en violet foncé.

tinue plus long-tems l'évaporation. Ainsi l'acide nitrique à froid n'exerce aucune action sur l'acide urique : d'où il résulte que toutes les fois que le produit de l'analyse chimique de l'urine sera mis en contact avec l'acide nitrique à froid, et qu'il ne se manifestera pas de suite une couleur rouge, on pourra affirmer qu'il ne contient ni morphine, ni strychnine, ni bruccine ; et si les chimistes qui ont annoncé avoir reconnu dans l'urine la présence de la morphine, ne se sont pas servi des mêmes moyens synthétiques que nous, il est très-probable qu'ils ont été induits en erreur.

Les divers phénomènes chimiques que je viens de signaler sont tellement positifs ; que, dans un des cas d'empoisonnement dont il est ici question, on pourrait avancer d'après eux seuls que la mort a été déterminée par la morphine, la strychnine ou la bruccine ; mais si à ces caractères distinctifs on réunit les phénomènes morbides que chacun de ces trois alcalis produit sur l'économie animale, on acquerra la conviction la plus intime sur l'espèce de poison qui aura été administrée.

Les symptômes que présentent les individus auxquels on donne l'acétate de morphine comme médicament, sont, 1° une somnolence insurmontable ; 2° un ralentissement très-notable dans la circulation générale; le pouls est petit, lent, mais très-régulier ; 3° la contractilité des pupilles est presque toujours augmentée, ainsi que la sensibilité de la rétine; 4° des sueurs plus ou moins abondantes s'établissent pendant le sommeil; elles cessent si on continue l'usage du médicament, et elles reparaissent chaque fois qu'on en augmente la dose; 5° une constipation opiniâtre; 6° la rétention d'urine plus ou moins prolongée; 7° un prurit incommode sur tout le corps s'observe chez plusieurs malades; il est quelquefois accompagné d'une éruption anomale.

On peut se convaincre de l'exactitude des symptômes que je viens de décrire, par ceux qu'ont éprouvés tous les malades dont j'ai consigné les histoires, et particulièrement par ceux qui se sont développés chez M. Payen, mon élève, pendant l'usage de la morphine, et qu'il trace lui-même dans une lettre qu'il m'a écrite le 7 septembre, présente année.

Ce jeune médecin, parfaitement connu de MM. les docteurs *Bougon*, *de Lens* et *Kergaradec*, atteint depuis six mois d'une gastro-entérite, et à qui j'avais conseillé un grain par jour d'acétate de morphine, s'exprime ainsi :

« Je vais être obligé d'en diminuer la dose,
» ou peut-être même de le quitter. Je suis dans
» un véritable état de narcotisme; je suis tout
» engourdi, et dans un assoupissement continuel;
» j'ai la vue sensible, les pupilles contractées,

» des envies de vomir sans vomissement; la cir-
» culation extrêmement lente, quoique depuis
» long-tems elle soit habituellement fréquente;
» j'ai eu toute la journée cinquante pulsations par
» minute depuis que je fais usage de morphine;
» j'ai des sueurs abondantes, et de plus aujour-
» d'hui un refroidissement considérable de la
» peau, mais je n'ai pas eu de fièvre. . . . . . »

Ce court exposé des symptômes morbides produits par le sel de morphine, est une nouvelle preuve de son action sédative et diaphorétique, ainsi que de l'influence constante qu'il exerce sur la circulation. La strychnine et la bruccine déterminent de violentes convulsions, auxquelles succèdent le *tétanos*, qui se termine par une mort prompte.

Le premier de ces deux alcalis empoisonne à la dose de deux grains; et le second, à celle de sept à huit grains : tel est le fâcheux résultat des utiles observations de mon estimable collègue M. *Andral* fils.

La strychnine et la bruccine exercent une action spéciale sur le système musculaire, tandis que la morphine agit sur les systèmes nerveux et circulatoire : ce dernier médicament diffère, dans ses effets, de l'extrait aqueux d'opium, en ce qu'il n'occasione pas de soubresauts des tendons, peu d'allucination, et rarement des vomissemens.

Les altérations produites par l'acétate de morphine et observées jusqu'à ce jour, se réduisent à quelques taches livides qu'on trouve sur l'organe pulmonaire, et à ce que le sang des vaisseaux contenus dans la poitrine est plus noir et plus fluide que dans l'état ordinaire ; ce sel ne produit d'ailleurs aucune altération sur la muqueuse digestive.

Je crois avoir résolu d'une manière satisfaisante la troisième question de mon mémoire, et avoir indiqué des moyens infaillibles pour découvrir les empoisonnemens déterminés par l'acétate de morphine, la strychnine, ou la bruccine. Par l'ensemble de ces mêmes moyens le médecin légiste sera toujours à même de faire un rapport lumineux, et de présenter des résultats positifs qui, en dissipant les doutes qui accompagnent si souvent la prévention criminelle, porteront dans la conscience des jurés l'intime conviction de l'existence du délit.

Les inquiétudes de la société tout entière cesseront, dès qu'elle aura acquis la certitude qu'un pareil crime ne peut point échapper au glaive de la loi.

Ici aurait dû se terminer mon travail ; mais, en ma qualité de médecin cliniste, il me reste à signaler les affections morbides qui m'ont paru réclamer l'emploi de l'acétate de morphine.

Les maladies dans lesquelles j'ai observé de bons effets du sel de morphine, sont,

1° plusieurs névroses, particulièrement les névralgies faciales et gastriques;

2° les phlegmasies chroniques des appareils respiratoire et digestif;

3° les affections chroniques du cœur;

4° la diathèse cancéreuse.

L'emploi journalier que je fais depuis plusieurs années du sel de morphine, m'a mis à même de m'assurer que les formes sous lesquelles on administre ce médicament, doivent varier selon le genre d'affection, et surtout selon l'idiosyncrasie des sujets que l'on traite.

Dans les névralgies et particulièrement dans celles de l'estomac avec des vomissemens opiniâtres, un grain d'acétate de morphine, dissout dans une potion de quatre onces, ayant pour véhicule l'eau distillée de nymphéa et de laitue, m'a constamment réussi. On administre cette potion par cuillerée d'heure en heure, et on en éloigne l'usage dès que les symptômes nerveux diminuent.

Dans les affections catarrhales de la poitrine et dans les entérites chroniques, le sirop de morphine m'a paru mieux convenir que toute autre préparation; si les malades atteints de ces affections sont très-impressionnables aux opiacés, on se borne à l'usage du sirop du *codex ;* dans le cas contraire, on ajoute un grain d'acétate de morphine dans chaque once de sirop, de manière à donner un grain par jour. Dans les maladies chroniques du cœur, et particulièrement dans toute hypertrophie de cet organe, le sel de morphine, uni à la poudre de feuilles de digitale pourprée, procure non-seulement beaucoup de soulagement aux malades, mais ce mélange ralentit considérablement la marche de la maladie, et peut prolonger l'existence des malades ; j'ai guéri plusieurs névroses de cette organe par cette même médication.

Dans la diathèse cancéreuse, l'acétate de morphine doit être administré en pilules. Il ne faut le combiner avec aucune autre substance ; il n'existe aucun genre de maladie où l'on puisse donner ce médicament à plus haute dose que dans le cancer ulcéré ; le traitement du cancer, du foie et des poumons, n'exige que des doses modérées, tandis que, dans le cancer utérin, dans celui des intestins et des mamelles, on peut donner le sel de morphine à de fortes doses, sans avoir à redouter aucun symptôme fâcheux.

Il résulte de ma pratique que l'acétate de morphine agit comme moyen curatif dans les névroses, même dans celles du cœur, ainsi que dans les phlegmasies chroniques indiquées ci-dessus ; tandis qu'il n'agit que comme palliatif dans les hypertrophies du cœur et dans les affections cancéreuses.

Les corollaires généraux que je déduis de notre travail sont :

1° que la morphine me paraît être la partie la plus sédative de l'opium;

2° que l'acétate de morphine est un médicament précieux;

3° que ce sel ne peut, en général, devenir poison que lorsqu'il est donné à haute dose (1);

4° que par les procédés de MM. Dublanc et Lassaigne, on peut parvenir à reconnaître si un empoisonnement a été déterminé par la morphine, la strychnine, ou la bruccine;

5° qu'on ne pourra trouver, après la mort, la morphine cristallisée, que dans les cas où ce médicament n'aura pas été complétement absorbé; et pour céla il est essentiel que l'autopsie soit faite dix ou douze heures après la mort.

---

(1) J'en excepte quelques individus chez lesquels toute préparation d'opium peut produire des symptômes d'empoisonnement.

PROCÉDÉ

POUR DÉMONTRER LA PRÉSENCE DE LA MORPHINE DANS LES MATIÈRES CONTENUES DANS L'ESTOMAC OU DANS DES INTESTINS GRÊLES, APRÈS LA MORT.

Le sujet étant ouvert, on lie l'extrémité supérieure de l'estomac immédiatement au-dessous de l'œsophage, et son extrémité inférieure au-dessus du duodenum; on procède de la même manière pour les intestins grêles, en liant le duodenum au-dessous de l'estomac, et l'iléon à son extrémité.

Ces dispositions préliminaires étant prises, on vide l'un des deux tubes digestifs des matières qu'il renferme; on le coupe longitudinalement pour passer sur sa surface interne un instrument qui entraîne tout ce qui peut y adhérer, et l'on fait bouillir le tissu même dans de l'eau faiblement acide, qui doit être réunie aux matières d'abord mises à part. Ces matières étant acides, on détruit cette propriété au moyen de la magnésie; puis on évapore jusqu'à ce qu'il reste le moins possible d'humidité.

L'addition de magnésie a pour objet de saturer l'excès d'acide qui, demeurant dans le liquide où se trouverait la morphine, rendrait soluble la combinaison de cet alcali avec le principe de la noix de galle qui doit servir à en démontrer la présence.

On traite les matières rapprochées par de l'alcohol absolu dont on élève la température jusqu'au degré de l'ébullition, et l'on réitère cette opération deux ou trois fois. On filtre les liqueurs alcoholiques réunies, et on les fait évaporer avec soin au bain-marie, pour reprendre le résidu par de nouvelles quantités d'alcohol absolu, afin de ne point avoir dans le liquide une quantité aussi grande de matière animale que celle qui s'y trouverait, ayant employé plus d'alcohol pour agir sur des matières plus abondantes.

L'alcohol favorisé d'une température de 36°, ayant épuisé ce résidu, on le filtre, et quand il est froid, on y verse de la teinture de noix de galle jusqu'à ce que l'action de ce réactif, sur le liquide, soit portée à son terme, ou autrement, qu'il ne détermine plus de précipité dans la liqueur filtrée.

Il est utile d'expliquer la théorie des phénomènes au fur et à mesure qu'il s'en présente pour conduire l'opération avec tout le soin qu'elle réclame ; or, voici ce qui s'est passé :

Le principe de la noix de galle, auquel on a donné le nom de *tannin*, s'est combiné aux matières animales qu'il a trouvées dans l'alcohol, et a formé avec elles un composé insoluble qui s'est précipité, tandis qu'une autre partie de ce même principe, qui s'est combinée avec la morphine, a donné lieu à un produit soluble dans l'alcohol ; en filtrant la liqueur, on retient sur le filtre le composé insoluble de matière animale et de tannin, et l'on a en solution celui de tannin et de morphine.

Pour terminer l'analyse, il reste à faire une opération qui est fondée sur l'affinité plus grande qu'a la gélatine pour le tannin, que celle du tannin pour la morphine ; elle est simple dans son application ; mais elle exige, pour le résultat auquel elle doit conduire, beaucoup d'exactitude et de soin.

Dans le liquide alcoholique, où existe la morphine unie au tannin, on verse une solution de gélatine. Le tannin abandonne la morphine pour s'unir à la gélatine, et le composé qui en résulte, insoluble dans l'alcohol, se précipite, ainsi que l'excès de gélatine qu'on a dû mettre pour être sûr d'avoir décomposé toute la première combinaison. On filtre la liqueur, on lave la matière restée sur le filtre avec de l'acohol, et dans la liqueur filtrée qu'on évapore on trouve la morphine.

S'il se rencontre une petite quantité de matière étrangère à la morphine, qui s'oppose à la formation des cristaux, on reprend le résidu de l'évaporation par une petite quantité d'alcohol absolu et la morphine seule est dissoute; en rapprochant le solutum, elle cristallise.

Ce qu'on a fait pour l'un des tubes digestifs dans lequel on recherche la morphine, on doit le faire pour l'autre, en suivant le même procédé.

FIN.

www.ingramcontent.com/pod-product-compliance
Ingram Content Group UK Ltd.
Pitfield, Milton Keynes, MK11 3LW, UK
UKHW020238220726
13923UKWH00002B/735

9 782019 661267